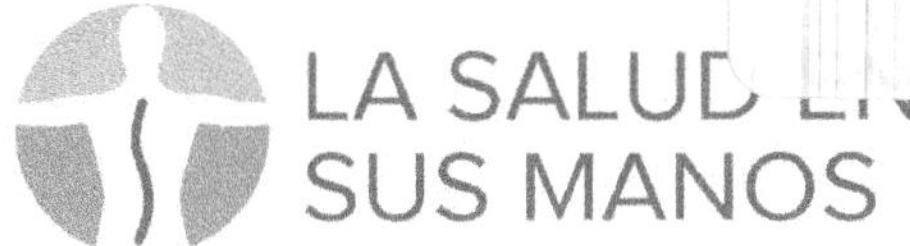

TESTIMONIOS

Mi padre lleva casi 25 años luchando contra la escoliosis. El dolor se volvió tan fuerte que empezó incluso a pensar en operarse. Sabiendo el gran riesgo que conllevaba este tipo de intervención, comencé a investigar acerca de la escoliosis. Fue entonces cuando descubrí este libro del Dr. Kevin Lau. Ya hace seis meses que la familia al completo sigue esta dieta. A día de hoy puedo decir que afortunadamente la columna vertebral de mi padre está mucho mejor. A demás, ¡nosotros también hemos perdido mucho peso y nos sentimos más sanos que nunca!

– Jenny

Cuando tenía cinco años, mi madre, al ver que andaba de forma extraña y me llevó al pediatra. Tras corroborar el diagnóstico con otro doctor, le confirmaron que padecía escoliosis. Durante un tiempo me pusieron los aparatos y parecía que mi columna vertebral se enderezaba. Sea como fuere, se volvió a curvar pasado un tiempo. Mi madre lo intentó todo, pero en vano. Un amigo le habló sobre el maravilloso programa para la escoliosis del Dr. Lau para corregir la escoliosis y acto seguido mi madre compró el libro. Yo era un poco escéptica al principio, pero luego pensé "¿Qué puedo perder?"

Al mes siguiente, mi médico me dijo que mi columna estaba mejorando y, bueno, ¡digamos que ahora incluso tengo abdominales y no los pienso perder!

– Sam, superviviente

Este libro proporciona una gran cantidad de información acerca de los tres tipos de metabolismo y los alimentos que se adaptan a cada tipo. ¿He dicho ya que las recetas son para morirse? ¡Prepárate para el mejor viaje culinario de tu vida!

– Sammy, amante de la comida

¿Alguna vez has comprado un libro que ya traiga la lista de la compra y te cuente como utilizar las especias así como las propiedades de cada una? ¡Este libro es el santo grial de los libros de cocina!

– Zain , ¡un seguidor!

LIBRO DE RECETAS PARA TRATAR LA *escoliosis*

¡CONSIGUE MEJORAR TU COLUMNA VERTEBRAL COMIENDO!

Escrito por

DR. KEVIN LAU

Segunda Edición

Dr Kevin Lau
302 Orchard Road #06-03, Tong Building (Rolex Centre), Singapore 238862.

Para más información sobre el DVD de ejercicios, el audio libro y la App para registrar el progreso de su escoliosis disponible en Iphone visite:

www.HIYH.info
www.ScolioTrack.com

Impreso en los Estados Unidos de América

ISBN: 978-981-11-5744-8

AVISO LEGAL

Cualquier material e información presente en este libro no debe utilizarse para diagnosticar, tratar ni prevenir ninguna enfermedad, su contenido es puramente educacional; con él no se pretende reemplazar ningún tratamiento ni diagnóstico. El autor, el editor y la distribuidora de este libro no se hacen responsables de ningún problema, daño o pérdida relacionados con el contenido de este libro. Cualquier problema provocado por el uso indebido del mismo queda bajo responsabilidad individual del lector. Utilice esta guía de manera responsable y atendiendo a su propio criterio. Se insta a encarecidamente toda persona con dolencias previas o problemas de salud conocidos que se pongan en contacto con un profesional, para que un médico pueda diagnosticar, evaluar y tratar dicha enfermedad. El uso de esta dieta debe compaginarse con los tratamientos prescritos por su personal sanitario puesto que no puede interferir con ninguna indicación anterior. Consulte con su médico.

ÍNDICE

Sopas

Carnes

Aves

Pescado

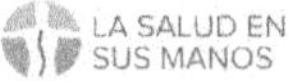

Agradecimientos

Me gustaría agradecer especialmente a mi editor, al diseñador y al maquetador toda la ayuda prestada durante el proceso de creación de este libro de cocina para la escoliosis. Gracias a mi experiencia como quiropráctico he conocido los casos de muchos pacientes que, literalmente, se han dejado la espalda para poder vivir una vida mejor pese a la escoliosis. Lo cierto es que la naturaleza es capaz de ofrecer remedios naturales contra las peores dolencias. La buena alimentación es clave para curar los síntomas de la escoliosis y aliviarlos.

Le dedico este libro de cocina a todas aquellas maravillosas personas que se mantienen fuertes en su lucha contra la escoliosis. Espero, de todo corazón, que el contenido de este libro les sea de ayuda para reducir el dolor y el malestar lo máximo posible.

Un saludo,

Dr. Kevin Lau

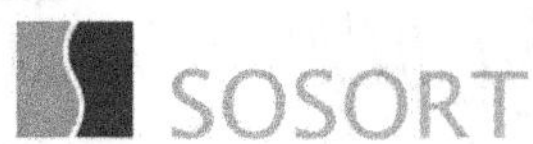

SOCIEDAD INTERNACIONAL DE ORTOPEDIA Y TRATAMIENTO DE REHABILITACIÓN DE LA ESCOLIOSIS

En reconocimiento a su contribución al cuidado
y al tratamiento conservador de la escoliosis.

Kevin LAU, DC,
Singapur

Se declara por la presente
Miembro Asociado de SOSORT en 2012

Stefano Negrini, MD,
Italia, Presidente

Patrick Knott, PhD, PA-C,
Secretario General

ACA Asociación Americana de Quiropráctica

LA ASOCIACIÓN AMERICANA DE QUIROPRÁCTICA SE COMPLACE EN OTORGAR ESTE CERTIFICADO DE AFILIACIÓN A

Kevin Lau, D.C.

CERTIFICANDO, POR LA PRESENTE, QUE ESTE MÉDICO QUIROPRÁCTICO ES MIEMBRO DE LA ASOCIACIÓN AMERICANA DE QUIROPRÁCTICA, QUE APOYA LOS DERECHOS Y LA FINANCIACIÓN DEL TRATAMIENTO DE PACIENTES, Y QUE SE HA COPROMETIDO A ACATAR LOS PRINCIPIOS DEL CÓDIGO ÉTICO DE LA ACA, BASADO EN EL PRINCIPIO FUNDAMENTAL DE QUE EL OBJETIVO PRIMORDIAL DE LOS SERVICIOS PROFESIONALES DE UN QUIROPRÁCTICO DEBERÁ SER BENEFICIAR AL PACIENTE.

Keith S. Overland, DC
President

April 17, 2012
Date

EL PROPÓSITO DE LA ACA
Proporcionar liderazgo en la atención médica así como una visión positiva de la profesión quiropráctica y su enfoque natural respecto a la salud y el bienestar
LA MISIÓN DE LA ACA
Preservar, proteger, mejorar y promover la profesión quiropráctica y los servicios de los Médicos Quiroprácticos para el beneficio de los pacientes a los que atienden
LA VISIÓN DE LA ACA
Transformar la asistencia sanitaria desde un enfoque centrado en la enfermedad a un enfoque centrado en el bienestar

El Doctor Kevin Lau está doctorado en quiropráctica por la RMIT University de Melbourne (Australia). Posee un master en Nutrición holística expedido por la Clayton College of Natural Health de Estados Unidos. También es miembro de la Sociedad Internacional de Ortopedia y Tratamientos de Rehabilitación para la Escoliosis (SOSORT), la asociación más importante en el campo del tratamiento de las deformaciones de la columna vertebral.

Introducción

Debido a mi condición como quiropráctico, nutricionista, autor y desarrollador de aplicaciones, soy una persona que pese a estar ocupada vive su vida con total entusiasmo! ¿Que por qué me siento tan enérgico? ¡Toma nota!

¿Qué cómo mantengo mi cuerpo y mi mente en perfectas condiciones durante todo el año? Me llevó bastante tiempo aprender a cuidar mejor mi cuerpo. Como ya comenté en mi libro anterior, cuando era más joven trabajaba como camarero en restaurantes de comida rápida. Rodeado de comida rápida, me alimentaba de hamburguesas, batidos y litros y más litros de refrescos durante todo el día.

Pese a que me mantuve en mi peso, mi cuerpo estaba hecho un desastre. Tuve un brote de acne y siempre estaba cansado, era como si me hubiera quedado sin pilas. No tenía energía para hacer nada.

Sin embargo, pronto descubrí que de ese malestar tenía la culpa la comida con la que estaba alimentando mi cuerpo. Fue entonces cuando me di cuenta de que tenía que darle un giro de 360º a mi dieta.

A día de hoy, me siento mejor que nunca y en cuanto a las pilas... ¡Nunca he tenido tanta energía como ahora!

La paleo dieta es un plan nutricional que imita la dieta de nuestros antepasados, los hombres de las cavernas. Los hombres de las cavernas gozaban de un cuerpo muy sano y apenas padecían enfermedades. Escogí esta dieta puesto que deseaba adaptar mi dieta a mi tipo metabólico y seguir disfrutando de la vida. Lo cierto es que es un placer conocer los secretos de la cocina de nuestros antepasados. Este instinto natural para descubrir alimentos e introducirlos en su dieta y absorber sus nutrientes es solo una de sus muchas virtudes innatas.

Las recetas de la paleo dieta serán capaces de satisfacer tus papilas gustativas. Los mejores chefs siempre ponen mucho sentimiento a la hora de cocinar. Así que... ¿Qué os voy a enseñar en este libro de cocina?

En este libro hay 115 maravillosas recetas de cocina. Cada una de estas recetas viene con tres métodos de preparación cada uno de ellos se adapta a un tipo de metabolismo.

Las recetas de este libro están hechas a medida para según qué tipo de metabolismo, así como para ofrecer una alimentación terapéutica basada en tu composición genética.

Tengo muchos pacientes con escoliosis al igual que tú y hay una cosa que tienes que recordar. ¡La escoliosis no es una condena a muerte! Si sigues esta dieta e intentas seguir los métodos holístico que ya he explicado en alguno de mis otros libros, así como los ejercicios y aparatos médicos recomendados, mejorará considerablemente la alineación de tu columna vertebral.

Abrazar la paleo-dieta significa dejar de lado todos los "alimentos malos" tales como el azúcar, las comidas precocinadas y los carbohidratos. También significa decir "hola" a los grupos alimentarios más saludables como: pescado, cereales, carnes, frutas, frutos secos y verduras. Se trata de alimentos alcalinos por lo que ayudan a reducir la pérdida de calcio, a mejorar la salud de los huesos y a prevenir la pérdida de masa muscular. Las recetas de este libro de cocina se basan en la ingesta de alimentos alcalinos. Por ello, pocas recetas utilizan verduras, aves y probióticos, lo que ayuda al sistema inmunitario, aportándote más energía y aumentando la cantidad de bacterias beneficiosas para tu intestino.

Seguro que te es familiar el dicho "sin esfuerzo no hay recompensa". Bueno, cuando comiences estas recetas, vas a tener que dejar de comer alguna de tus "comidas preferidas". Sin embargo, te garantizo que ese sacrificio merecerá la pena ya que ganarás algo mejor: el equilibrio entre el cuerpo y la mente, durante todo el año. Tal y como yo lo hice.

En el apartado "trucos de cocina" de este libro, te ayudaremos a prevenir la pérdida de nutrientes durante la preparación. Sacarás el chef que llevas dentro y mejorarás tus habilidades culinarias. Al fin y al cabo, nunca se sabe, puedes transmitir estos consejos de generación en generación, al igual que se heredan la familia y la historia...

Las recetas de este libro te ayudarán a preparar platos más apetitosos y nutritivos, que complementen por completo tu cuerpo, tu alma y tu estilo de vida. Además son rápidas y fáciles de preparar, ¡Perfecto para alguien tan ocupado como tú!

¿Me invitas a cenar?

PARTE 1 La paleo dieta

Capitulo 1

¿Qué es la dieta paleo?

Dicho de otra forma la paleo-dieta es una combinación saludable de las dietas clásicas de paleolítico y las de tipo metabólico.

Las dietas paleolíticas imitan los hábitos dietéticos de nuestros antepasados que, principalmente, incluían plantas y animales salvajes. Explica como nuestros antepasados conocían la magnífica capacidad de sus cuerpos para regularse y escucharse a si mismos a la perfección. Ellos solo comían los alimentos que la naturaleza quería que comieran y para la que sus cuerpos estaban adaptados. Por eso, sus cuerpos apenas gastaban energía asimilando y digiriendo los alimentos, surtiendo así un efecto curativo mayor y mejorando su salud.

El segundo objetivo de la dieta es encontrar las comidas que le sientan bien a tu metabolismo. Cada persona tiene un metabolismo único y diferente. La paleo-dieta controla el funcionamiento de tu cuerpo a nivel interno y el modo en el que tu sistema procesa la comida y absorbe los nutrientes. Se sabe que los nutrientes que pueden ser beneficiosos para una persona pueden no serlo para otra.

Por lo tanto, al abrazar la paleo-dieta, y una vez conozcas tu tipo metabólico, encontrarás tu dieta ideal a la que llamaremos "dieta del tipo paleolítico"

Como quiropráctico y nutricionista, entiendo tu agonía y malestar, tanto físico como psicológico. A lo largo de los años he intentado simplificar las técnicas de curación y alimentación, pero no siempre esto vale para todos. Al principio, los pacientes y lectores tienen que aprender a ver cómo responden sus cuerpos y qué tipo de metabolismo les funciona mejor. Además, también he investigado sobre numerosos métodos holísticos no invasivos para ayudar a corregir la curvatura de a columna vertebral. Aunque el motivo principal por el que escribo este libro no es otro que presentaros la dieta de tipo paleolítico.

TEST PARA CONOCER EL TIPO METABÓLICO

Introducción

En el libro *"Su plan para la prevención y tratamiento natural de la escoliosis"* el test para conocer el tipo de metabolismo era muy sencillo. En este he incluido una serie de preguntas mucho más detalladas. Este test apareció por primera vez en el libro : "Tipología metabólica" escrito por Bill Wolcott.

Cada persona es distinta y eso es lo que hace de cada individuo algo único.

Sabemos que cada persona es diferente a nivel espiritual, emocional y físico. Sin embargo no somos conscientes de que también nos diferenciamos según el modo en el que procesamos la comida y en cómo funcionamos por dentro. Esta es, precisamente, la razón por la que tenemos que comer de forma diferente.

Curiosamente, el funcionamiento de nuestro metabolismo no es algo nuevo. Ya hablaron de él nuestros antepasados griegos y romanos, quienes dijeron que "la comida de un hombre puede ser el veneno de otro"

Pongamos el ejemplo de un coche. Si tienes un coche de gasolina... ¿puedes conducirlo si le echas combustible diesel?? Pues con tu cuerpo pasa igual. La comida que entra por tu boca puede hacer que tu cuerpo funcione de forma adecuada a la vez que cumple con todas tus necesidades genéticas. Pero también puede causar el efecto contrario y dañar a tu cuerpo, haciéndote sentir mal, casado y enfermo.

Básicamente esta es la base de la paleo-dieta: asegurarse de que consumes solo lo que necesitas y no lo que necesitan otros.

William Wolcott, junto con un grupo de investigadores expertos en nutrición llegó a la conclusión de que existían tres tipos metabólicos: proteicos, carbohidratos y mixtos. Ahora vamos a explicar brevemente cómo funciona cada uno de ellos.

Las personas que se engloban dentro de la categoría de tipo proteico, deben consumir las proteínas con alta "purina" que se encuentran en las carnes oscuras como los muslos de pollo, cordero, carne de res, salmón y vísceras Deben limitar el consumo de alimentos altos en carbohidratos glucémicos como azúcares, patatas y cereales refinados.

En su lugar, deben centrarse en los cereales, las verduras de bajo índice glucémico como los espárragos, las judías verdes frescas, coliflor, la espinaca, el apio y los champiñones. La cantidad de fruta que consumen también debe ser limitada, ya que los tipos proteicos tienden a desarrollar problemas de azúcar en sangre. Por lo que deben comer: aguacate, coco, aceitunas verdes, manzanas verdes y peras.

Los tipos proteicos deben tomar refrescos a menudo y evitar el alcohol a toda costa.

Por otra parte, los tipos carbohidratos deben centrarse en los alimentos bajos en proteínas (bajos en purinas), fuentes de grasas ligeras, como pollo, pescado y verduras, a ellos también les van muy bien el los productos que contienen almidón. Aunque sus cuerpos pueden tolerar los alimentos altos en almidón como los cereales y las legumbres, aunque deben comerlos con moderación.

Todas las frutas son buenas para este tipo carbohidratos pero las bayas y los frutos cítricos son especialmente buenos.

Los de tipo mixto pueden combinar las comidas de los del tipo carbohidratos y los tipos proteicos a partes iguales.

Una vez que sientas que tu metabolismo está equilibrado tendrás más energía de la que jamás pudiste imaginar.

Sigue adelante y realiza el test de tipología metabólica para empezar a alimentar tu cuerpo con la comida adecuada para que funcione correctamente.

Lee también mi libro, *"Su plan para la prevención y tratamiento natural de la escoliosis"* mediante la buena comprensión del tipo metabólico.

Instrucciones

Para cada una de las preguntas que se plantea a continuación rodea con un círculo las respuestas (A, B, C) que más se adecuen a ti.

Si por alguna cuestión no te sientes identificado con ninguna de las respuestas, deja esa pregunta sin contestar.

Sin embargo, en algunos casos puede que algunas de las respuestas no te definan con total exactitud. No te preocupes, en ese caso simplemente elige la respuesta que más se acerque.

Recuerda que lo que estamos buscando es un comportamiento o tendencia de carácter general en tu metabolismo. No necesitas centrarte en los detalles ni detenerte demasiado al escoger cada pregunta o respuesta.

Contesta todas las preguntas según cómo te encuentres ahora, no a cómo lo hacías en el pasado ni a como te hubiera gustado ser o cómo piensas que deberías de ser. Intenta ser tan sincera como puedas. Además ¡recuerda que no hay respuestas buenas ni malas!

Puede que te parezca extraño no conocer la respuesta a alguna de las preguntas. Por ejemplo, puede que no sepas poner en pie como reaccionas a un tipo de comida o a la combinación de algunos alimentos. Si ese es el caso, lo que debes hacer es dejar el test hasta que puedas comprobar tu reacción a dichos alimentos. Aunque no deberías tener problemas con ningún aspecto ni ninguna pregunta de este test: la precisión es importante. De hecho, es mejor tomarse su tiempo en contestar y no hacerlo a la ligera.

Ten en cuenta que siempre puedes volver a hacer el test más adelante para comparar los resultados. De todos modos, esto será algo que querrás hacer periódicamente para a ver si tu química corporal ha cambiado, algo completamente normal.

1. Irritabilidad y enfado

A veces todos nos enfadamos "por una buena razón." Pero para algunas personas, los sentimientos de ira o irritabilidad se producen con frecuencia o incluso a diario, y en cierto modo en esto influye la alimentación. Sáltate esta pregunta si no experimentas enojo o irritabilidad dependiendo de la alimentación.

A. Cuando estoy enfadado, comer carne o comida grasienta parece empeorarlo

B. A veces comer alivia mi enfado sin importar lo que coma.

C. A menudo me doy cuenta de que mi sentimiento de enfado e irritabilidad aparece tras realizar una comida copiosa o grasienta como por ejemplo, carne.

2. Ansiedad

Algunas personas tienen tendencia a estar nerviosos, aprensivos, o preocupados. En muchos casos, estos sentimientos se incrementan o disminuyen dependiendo del tipo de alimento que coman. No conteste esta pregunta si no experimentas ansiedad dependiendo de lo que comas.

Cuando estoy nervioso:

A. Las frutas y verduras me relajan.

B. Comer lo que sea me ayuda a aliviar mi ansiedad.

C. Los alimentos grasos y pesados mejoran la forma en que me siento y disminuyen mi ansiedad.

Recuento

A = __________ **B** =__________ **C** =__________

3. Desayuno ideal

Algunas personas dicen que el desayuno es la comida más importante del día, pero esto no es factible desde el punto de vista metabólico. En realidad, todo lo que comes, sea lo que sea, es muy importante debido a que tu capacidad de funcionamiento depende del tipo de combustible que proporciones a tus "motores del metabolismo." ¿Qué tipo de desayuno es el que te da la mayor energía, sensación de bienestar, el máximo rendimiento, y te quita el hambre durante más tiempo?"

A. No desayuno o tomo algo ligero como fruta y/o tostadas, y/o cereales y leche o yogurt.

B. Huevos, tostadas y fruta

C. Algo pesado como huevos, bacon o salchichas, croquetas de patata, tostadas; o carne y huevos

4. Comida favorita

Imagínate que es tu cumpleaños y que tiras por la ventana todas las normas y restricciones de la dieta y (de la supuesta) comida sana. Estás listo para soltarte el pelo, disfrutar de tus comidas favoritas y pasar un buen rato. Si fueses a una suntuosa cena en un buffet esta noche, ¿qué tipo de comida elegirías?

A. Elegiría alimentos ligeros como pollo, pavo, pescado, ensaladas, verduras, y probaría varios postres.

B. Combinaría las comidas de las respuestas A y C

C. Yo elegiría alimentos pesados y grasos; carne asada, ternera, chuletas de cerdo, costillas, salmón, patatas, salsa de carne, algunas verduras, o tal vez una pequeña ensalada con vinagreta o aderezo de queso azul; pastel de queso o no tomaría postre.

Recuento		
A = ________	**B =** ________	**C =** ________

5. Clima

El clima, la temperatura, el medio ambiente -todo ello puede influir en la sensación de bienestar, el nivel de energía, la productividad y el humor de una persona. Unos aguantan bien el calor mientras que otros se marchitan. Algunos disfrutan cuando hace frío, mientras que otros se esconden e hibernan. A otros, la temperatura y el clima no parecen afectarles. Selecciona la opción que mejor describe cómo afecta la temperatura a tus capacidades.

A. Me siento mejor cuando hace calor. No soporto el frío.

B. No me afecta mucho la temperatura. Es igual si hace frío o calor.

C. Me siento mejor cuando hace frío. No soporto el calor.

6. Presión en el pecho

Algunos tipos metabólicos experimentan a menudo “presión en el pecho,” una sensación de presión en el área del pecho. A menudo estas personas se sienten como si tuvieran un peso sobre su pecho, dejándoles sin aliento.

C. Tengo tendencia a sufrir presiones en el pecho.

No hay opciones A y B.

Recuento		
A = __________	**B** =__________	**C** =__________

7. Café

El café, cuando se cultiva de forma orgánica y se prepara de forma adecuada, y no se consume en exceso, es una bebida beneficiosa para algunos tipos metabólicos. Por supuesto, cualquier cosa que se tome de manera intensiva, incluso el agua, puede ser mala. Sin embargo, el café afecta a las personas de diferentes maneras. Indica cómo te afecta el café un día cualquiera.

A. Me sienta bien el café (siempre y cuando no beba mucho)

B. Indiferente.

C. No me sienta bien el café. Me pone nervioso, inquieto, hiperactivo, y me provoca náuseas, temblores o hambre.

8. Apetito en el desayuno

El apetito varía drásticamente de una persona a otra. Puede ser voraz, normal o muy poca. Por supuesto, el apetito puede variar día a día, hasta cierto punto, pero lo que se pregunta aquí es la tendencia global. Un apetito "normal" es tener hambre en las comidas (mañana, tarde y noche), pero no en un sentido extremo.

Mi apetito en el desayuno es normalmente:

A. Bajo, débil o inexistente.

B. Normal. No siento que sea fuerte o débil.

C. Muy fuerte.

Recuento

A = ________ **B =** ________ **C =** ________

9. Apetito en el almuerzo

Para muchas personas, el apetito puede cambiar desde el desayuno hasta el almuerzo y, de nuevo en la cena. Para otros, sigue siendo más o menos el mismo durante todo el día. Marca con un círculo la respuesta que mejor describa tu tendencia típica - la forma en que están la mayor parte del tiempo.

Mi apetito en el almuerzo es normalmente

A. Bajo, débil, o inexistente.

B. Normal. No siento que sea fuerte o débil.

C. Muy fuerte.

10. Apetito en la cena

Para muchas personas, el apetito es más intenso en la cena. Para otros, es simplemente lo contrario. ¿Cómo es su apetito en la cena con respecto al resto de horas del día? Escoge la respuesta que mejor describa tu apetito habitual a la hora de cenar.

Mi apetito en la cena es normalmente

A. Bajo, débil, o inexistente.

B. Normal. No noto si es fuerte o débil.

C. Muy fuerte.

Recuento

A = __________ **B** =__________ **C** =__________

11. Concentración

Concentrarse o realizar una intensa actividad mental son dos actividades que utiliza una gran cantidad de energía y por lo tanto requieren bastante combustible. Pero también requiere el tipo correcto de combustible - para poder mantener la mente despejada y la concentración. Un combustible equivocado puede hacer que tu mente se vuelva hiperactiva, causando una avalancha de pensamientos incontrolables. O quizás podrías sentirte cansado o soñoliento, o pensar algo y al momento olvidarlo.

¿Qué alimentos empeoran tu capacidad de concentración?

A. Carne y / o alimentos grasos.

B. Ningún tipo particular de alimentos parece estar interrumpiendo mi concentración.

C. Las frutas y verduras e hidratos de carbono a base de cereales.

12. Tos

Por lo general, la tos es algo que se asocia generalmente con la enfermedad. Pero algunas personas tosen fácilmente, a menudo y todos los días, incluso cuando no están enfermos. Lo normal es que esta tos sea una tos "seca", y de corta duración. A menudo empeora por la noche o poco después de comer. Si eres una de esas personas, rodea con un círculo la respuesta C que viene a continuación.

C. Suelo toser todos los días.

No hay opciones A y B.

Recuento

A = _________ **B** =_________ **C** =_________

13. Agrietamiento de la piel

Algunas personas tienen problemas con su piel la cual parece agrietarse sin razón aparente. Esto ocurre sobre todo en los dedos o en los pies, concretamente en los talones. El problema puede aparecer en cualquier época del año, pero tiende a ocurrir con más frecuencia en invierno.

C. Suelo desarrollar problemas de este tipo.

No hay opciones A y B.

14. Antojos

Algunas personas no tienen antojos. Responda a esta pregunta sólo si los tienes. La mayoría de la gente cuando se sienten bajos de energía, piensan en tomar algo dulce por lo que las cosas con azúcar no se han incluido en esta pregunta. Indica cualquier otro tipo de antojo que tenga además del azúcar.

A. verduras, frutas, productos a base de cereales (pan, cereales, galletas)

C. alimentos salados, grasos (cacahuetes, queso, patatas fritas, carnes, etc.)

No existe la opción B.

Recuento

A = ________ **B** =________ **C** =________

15. Caspa

La caspa es la exfoliación, o desprendimiento de la piel, sobre el cuero cabelludo en forma de escamas blancas y secas. Si sueles tener caspa, marca con un círculo la opción C.

C. Suelo tener problemas de caspa

No hay opciones A y B.

16. Depresión

Al igual que otros problemas emocionales, la depresión puede surgir debido a diferentes causas. Sin embargo, la depresión a menudo se alivia o empeora según lo que comamos. Si padeces de depresión y has notado una conexión con tu alimentación, selecciona una de las siguientes opciones:

A. Me parece estar más deprimido después de comer alimentos grasos (y menos deprimido después de comer frutas y verduras).

C. Me parece estar más deprimido después de comer frutas y verduras (y menos deprimido después de las comidas grasas).

No hay opción B.

Recuento

A = __________ **B** =__________ **C** =__________

17. Postres

Los alimentos proporcionan varias combinaciones de sabores: dulce, agrio, salado, ácido, astringente y picante.

Nos gusta experimentar cada uno de estos sabores de vez en cuando, y todos ellos tienen funciones beneficiosas para nuestra salud. Por ejemplo, a todos nos gusta los alimentos dulces, pero no en el mismo grado ni la misma cantidad. ¿Cuál es tu impresión general o actitud acerca del postre tras la comida?

A. Me encantan los dulces, y / o que a menudo necesito tomar algo dulce para sentirme satisfecho.

B. Me gusta tomar postre de vez en cuando, pero en realidad no pasa nada si no lo como.

C. No me gustan mucho los postres dulces; Prefiero algo grasiento o salado (como queso, patatas fritas, palomitas de maíz) como aperitivo después de las comidas.

18. Postre favorito

¿Cual es tu tipo de postre preferido? ¿Qué es lo que eliges con más frecuencia? Incluso si no tienes uno predeterminado y te obligaran a elegir, ¿Cuál elegirías?

NOTA: No hemos incluido el helado en esta lista, ya que a casi todo el mundo le gustan los helados sin que esto influya en su tipología metabólica.

A. tartas, galletas, piezas de fruta, caramelos.

B. En realidad no me inclino por nada. Elegiría un tipo distinto cada día.

C. Pesados y grasientos, como tartas de queso o bollería.

Recuento

A = ________ **B =**________ **C =**________

19. La cena perfecta

Comer los alimentos adecuados en la cena puede aportarte mucha energía y bienestar durante toda la noche. Mientras que si tomas la cena equivocada según tu tipología metabólica puede que te sientas cansado y letárgico. ¿Qué cena te sienta mejor?

A. Algo ligero como pechuga de pollo, arroz, ensalada y quizás un pequeño postre.

B. Casi todas las comidas me sien tanbien.

C. Las comidas pesadas me sientan mejor.

20. Color de las orejas

Esta pregunta hace referencia al flujo sanguíneo de las orejas. Algunos caucásicos tienen las orejas de color rojo brillante, mientras que otros las tienen notablemente más pálidas. En las personas de color también se nota si las orejas son más claras o más oscuras. Selecciona la respuesta que mejor describa el color de tu oreja.

A. Mis orejas tienden a ser pálidas, ligeramente más claras que mi tono facial.

B. Mis orejas son del mismo color que mi cara.

C. Mis orejas tienen un color rosa, rojo o más oscuro que mi tono facial.

Recuento

A = ________ **B** = ________ **C** = ________

21. Comer antes de ir a la cama

Comer antes de irse a la cama ayuda a algunas personas a dormir mejor, mientras que altera claramente el sueño de otras. Para algunos, en esto influye lo que comen. Para otros, comer no supone un problema. Esta pregunta se refiere a esta última circunstancia.

Comer cualquier cosa antes de ir a la cama.

A. Interrumpe o empeora mi descanso.

B. No interfiere.

C. Por lo general, me ayuda a dormir mejor.

22. Comer comida pesada antes de ir a dormir

Indique cómo reacciona su cuerpo cuando come alimentos pesados antes de la hora de dormir. Por "Comida pesada" nos referimos a alimentos ricos en proteínas o alimentos grasos como la carne, aves y queso.

A. Interrumpe o empeora mi descanso.

B. No interfiere, siempre y cuando no sea demasiado.

C. Por lo general, me ayuda a dormir mejor.

Recuento

A = __________ **B** = __________ **C** = __________

23. Comer comidas ligeras antes de dormir

Indica cómo reacciona tu cuerpo normalmente cuando comes alimentos ligeros antes de la hora de dormir. Por "Comida ligera" nos referimos a los hidratos de carbono como el pan, tostadas, cereales, frutas o - tal vez acompañado de pequeñas cantidades de alimentos como leche, yogur o mantequilla de cacahuete.

A. Por lo general no me molesta comer antes de dormir, pero es mucho mejor si tomo comida ligera.

B. No interfiere.

C. Es mejor que nada, pero prefiero alimentos más pesados.

24. Comer dulces antes de dormir

Las personas pueden reaccionar a los dulces y azúcares de diferentes maneras. Unos pueden comer azúcar antes de ir a dormir sin que les afecte de forma negativa; ni les impide dormir ni les perturba el sueño. Para otros, las cosas dulces causan insomnio y les impiden dormir a pierna suelta, o provoca que se despierten, haciéndoles sentir que han de comer algo para poder volver a dormir. (Omita esta pregunta si sabe que tiene problemas de cándidas o está diagnosticado de hipoglucemia o diabetes.)

¿Cómo afectan los dulces a tu sueño?

A. Los dulces no interfieren nada en mi sueño.

B. Las cosas dulces a veces interfieren en mi sueño.

C. Me sienta mal comer dulces antes de dormir.

Recuento

A = __________ **B** =__________ **C** =__________

25. Frecuencia

¿Cuántas veces comes cada día? La respuesta a esta pregunta debe reflejar su necesidad de comer. Para obtener la máxima energía y el rendimiento, algunas personas necesitan comer más de tres veces al día. Para otros, dos veces es suficiente. ¿Con qué frecuencia necesitas comer con el fin de mejorar tu forma de estar y tu productividad?

A. 2-3 comidas al día y sin tomar aperitivos.

B. 3 veces al día y por lo general, no tomo aperitivos.

C. 3 comidas o más al día y aperitivos, a menudo algo consistente.

Recuento

A = __________ **B** =__________ **C** =__________

26. Hábitos alimenticios

Dependiendo del tipo de metabolismo, las personas tienen preferencia por un tipo de comida u otra. Algunas incluso piensan y hablan constantemente de ellas. Ya imaginan lo que van a comer mucho antes de que sea la hora de comer. Disfrutan hablando de comida, sobre todo acerca de lo que les gusta y lo que no, o relatando anécdotas de grandes comidas o de restaurantes. Estos son del tipo "vivir para comer". Para otros, la comida es lo último en lo que piensan, llegando incluso hasta el punto de olvidarse de comer. Otros tienden a ver la comida como uno de los verdaderos placeres de la vida. Tener que comer es ya bastante malo, pero hablar de comida es poco interesante además de una pérdida de tiempo. Son del tipo "comer para vivir".

¿Cuál es tu actitud ante la comida?

A. La comida y la alimentación me son indiferentes; puedo olvidarme de comer; rara vez pienso en comida; como más porque tengo que hacerlo que porque quiera.

B. Me gusta la comida, disfruto comiendo, rara vez me salto alguna comida, pero en realidad no me preocupa mucho la comida.

C. Me encanta la comida, me encanta comer, la comida es una parte central de mi vida.

Recuento

A = __________ **B** = __________ **C** = __________

27. Ojos húmedos

Como la mayoría de las funciones en el cuerpo, el que el ojo esté húmedo o no, no es algo de lo que te des cuenta a simple vista. En algún momento notarás que tus ojos estarán muy secos o que tal vez están tan húmedos que se produce un lagrimeo. Pero, algunas personas tienen una tendencia notable en un sentido o en otro. ¿Cuál de las siguientes opciones describe mejor tus ojos?

A. Mis ojos tienden a estar secos.

B. No percibo ni la humedad ni la sequedad.

C. Mis ojos tienden a estar muy húmedos, incluso hasta llegar al lagrimeo.

28. Saltarse las comidas

Algunos tipos metabólicos apenas se dan cuenta de que no han comido. A menudo miran el reloj y se dan cuenta de que se han pasado la hora de la comida. Pero a otros tipos metabólicos no les sienta nada bien saltarse una comida. Sus cuerpos les hacen saber que es la hora de comer. Si se salta una comida, su rendimiento cae drásticamente. ¿Qué pasa cuando lleva cuatro horas o más sin comer o se salta una comida?

A. No me molesta. Me olvido fácilmente de comer.

B. Puede que no esté al máximo nivel de rendimiento, pero en realidad no me molesta.

C. Definitivamente me siento peor, me irrito me siento nervioso, débil, cansado y con poca energía, depresivo, y padezco otros síntomas negativos.

Recuento

A = __________ **B** =__________ **C** =__________

29. Coloración facial

La combinación del grosor de la piel junto con el nivel de flujo sanguíneo puede producir un cambio en la coloración facial. El aumento del flujo de sangre puede hacerlo variar entre rosa, rojo y rojizo, mientras que la disminución del flujo puede producir un aspecto notablemente más pálido. ¿Cómo describiría su coloración facial?

A. Notablemente pálida.

B. Color intermedio.

C. La tengo notablemente más morena (no de sol) o rosa, enrojecida o rubicunda.

30. Cutis

Algunas personas tienen la piel de la cara muy brillante. La piel puede ser notablemente clara, translúcida y brillante. Otros pueden tener el aspecto contrario: notablemente más pastosa de consistencia similar a la del yeso: clara, y sin brillo. Aunque la mayoría se encuentra en algún punto intermedio. ¿Cómo describirías tu cutis?

A. Más opaco o pastoso.

B. Normal.

C. Brillante, radiante, claro.

Recuento

A = __________ **B** = __________ **C** = __________

31. Alimentos grasos

Contrariamente a lo que se piensa a día de hoy, los alimentos grasos no son malos para todos. De hecho son muy beneficiosos para ciertos tipos metabólicos. ¿Cómo te sientan los alimentos con mucha grasa? Recuerda, no respondas según como se supone que te deberías sentir de forma ideal. Basta con pensar.... ¿Te gustan mucho los alimentos con grasa?

A. No me gustan mucho los alimentos grasos.
B. Están bien, pero con moderación.
C. Me encantan y siempre se me antojan. Me gustaría tomarlos a menudo, si supiera que son beneficiosos para mi.

32. Grosor de las uñas

Las uñas tienen diferentes características que las diferencian: tamaño, forma, con luna o sin luna, cantos o superficies lisas, y así sucesivamente. Incluso pueden desarrollar roturas o rizarse. Pero esta pregunta se refiere sólo a su espesor. ¿Cómo describiría el grosor de las uñas?

A. Mis uñas son gruesas, fuertes y duras.
B. Tienen un grosor medio.
C. Mis uñas suelen ser finas y / o débiles.

Recuento

A = ________ **B** = ________ **C** = ________

33. Almuerzo de ensalada de frutas

¿Cómo te sientes después de comer una (gran) ensalada de fruta con un poco de queso cottage o un yogur para el almorzar?

A. Me satisface; me sienta bien y no me da hambre hasta la cena.

B. Me satisface bastante bien, pero por lo general necesito picar algo antes de la cena.

C. No funciona, por lo general me siento cansado, soñoliento, deprimido, ansioso, irritable y / o con hambre. Necesito comer algo más antes de la cena.

34. Ganancia de peso

Cuando comes alimentos que son inadecuados para tu tipo metabólico, por lo general no toda la comida se transforma en energía, por lo que se almacenan en forma de grasa. ¿Cuál de las siguientes opciones describe mejor tu tendencia a aumentar de peso?

A. Las carnes y los alimentos grasos me hacen ganar peso.

B. No hay determinados alimentos que me hagan ganar peso, pero subo de peso si como demasiado y no hago suficiente ejercicio.

C. Aumento de peso cuando como demasiados carbohidratos (pan, pasta, otros productos de granos, frutas y / o verduras).

Recuento

A = __________ **B** =__________ **C** =__________

35. Reflujo gástrico

A nadie le gusta vomitar pero casi todo el mundo tiene un reflujo gástrico. Sin embargo, algunas personas tienden a tener arcadas a menudo y con mucha facilidad, en el dentista, mientras se cepillan los dientes y la lengua o incluso al comer. Otros rara vez, o casi nunca vomitan y necesitan esforzarse para hacerlo ¿Cómo describirías tu reflujo gástrico?

A. Rara vez o casi nunca vomito, apenas tengo reflujo.

B. Mi reflujo es normal

C. Suelo vomitar o tener reflujo a menudo.

36. Carne de gallina

Una reacción producida por los sistemas nerviosos provoca la carne de gallina. A menudo aparecen en el brazo y las piernas como consecuencia de un susto, un escalofrío, el roce ligero o al contacto con la piel. A algunas personas se les pone la piel de gallina con mucha facilidad y con frecuencia, mientras que a otros nunca o casi nunca. ¿Sueles tener la piel de gallina?

A. Menudo se me pone la piel de gallina.

B. De vez en cuando se me pone la piel de gallina.

C. Casi nunca se me pone la piel de gallina.

Recuento

A = __________ **B** = __________ **C** = __________

37. Alimentos energéticos

La comida es un combustible vital. Pero no todos los alimentos aportan las mismas energías potenciando los efectos sobre diferentes tipos metabólicos. La mayoría de las personas saben cómo reforzar su energía ya sea mediante alimentos sanos o comida rápida eligiendo alimentos como azucares o cafeína. ¿Qué tipos de alimentos aumentan tu energía hasta el infinito?

A. Las frutas, dulces o pasteles me dan energía durante mucho tiempo.

B. Casi cualquier comida me aporta energía.

C. La carne o los alimentos grasos mejoran mi energía y bienestar.

38. Reacción a las comidas grasientas

Que te gusten los alimentos grasos es una cosa, pero cómo reaccionas ante ellas es otra. Ahora lo descubrirás. Ten en cuenta que esta pregunta se refiere a cómo te sientes después de comer grasa, no a si piensas que la grasa es buena para ti o no. Elije la opción que mejor describe cómo reaccionas a una comida rica en grasas.

A. Disminuye mi bienestar y energía, o me da sueño, me siento demasiado lleno o indigesto.

B. No me sienta ni mal ni bien.

C. Mejora mi bienestar; me hace sentir bien, enérgico, satisfecho, como si "fuera una buena comida".

Recuento

A = __________ **B** = __________ **C** = __________

39. Apetito

El hambre puede manifestarse de diferentes formas, pueden ir desde pensamientos ocasionales en ciertas comidas hasta los mayores ataques de hambre, incluso hasta el punto de tener náuseas. ¿Qué tipo de señales recibe tu cuerpo?

A. Yo rara vez tengo o siento hambre, si la siento suele ser débil y pasa rápidamente o puedo estar períodos largos sin comer o puedo olvidarme de comer fácilmente.

B. Tengo el hambre normal a la hora de comer o cuando me paso de la hora.

C. Casi siempre tengo hambre; tengo que comer con regularidad y a menudo; experimento una gran sensación de hambre.

40. Consumo de energía

¿Qué tipos de alimentos disminuyen tu nivel de energía en vez de darle el impulso que estas buscando?

A. La carne o los alimentos grasos en general, me cansan más, reducen mi energía.

B. Ningún alimento en particular parece hacerlo por norma general.

C. Las frutas, los pasteles o dulces me sientan mal, por lo general me dan un chute y a continuación, un bajón.

Recuento		
A = ________	B = ________	C = ________

41. Picaduras de insectos

A nadie le gusta que le piquen ni las abejas ni los mosquitos. Pero las reacciones pueden ser muy variadas, que van desde una reacción muy pequeña o leve que desaparece (no alérgica) hasta picazón, dolor, moretones o verdugones que tardan mucho tiempo en desaparecer, a veces la decoloración puede permanecer durante semanas. ¿Cómo le afectan las picaduras de insectos?

A. La reacción suele ser leve o débil y desaparece rápidamente.

B. Reacción normal.

C. Reacción fuerte, más fuerte que la mayoría (puede implicar lo dicho anteriormente hinchazón, dolor, picazón, moretones, enrojecimiento), y puede tardar mucho tiempo en desaparecer, aún dejando decoloración después.

42. Insomnio

Hay muchos tipos de insomnio. Pero en un cierto tipo de insomnio, la gente se despierta de manera rutinaria en medio de la noche y no precisamente para ir al baño. Por lo general con este tipo de insomnio, las personas tienen que comer algo para poder volver a dormir de nuevo. Teniendo en cuenta esto, ¿te sientes identificado con alguna de las siguientes opciones?

A. Rara vez o nunca padezco este tipo de insomnio.

B. De vez en cuando me despierto y necesito comer para volver a dormir.

C. A menudo me despierto y necesito comer para volver a dormir. Comer algo antes de irme a dormir me ayuda con este problema y disminuye el tiempo que estoy despierto.

Recuento

A = ________ **B** = ________ **C** = ________

43. Picazón en los ojos

De vez en cuando, todo el mundo sufre picor en los ojos. Esto puede suceder cuando se tiene un resfriado, fiebre, candidas o alergias. Pero para mucha gente, el picor en los ojos pueden ser algo común, incluso cuando no se presenta ninguna de estas circunstancias.

A esto se refiere esta pregunta

C. Tiendo a tener picazón en los ojos a menudo, a pesar de que no tener alergia ni cándida.

No hay opciones A y B.

44. Irritaciones en la piel

Esta pregunta se refiere a las irritaciones en la piel que no son debidas a las mordeduras o picaduras. A todas las personas les pica la piel de vez en cuando. Sin embargo, a algunas personas les pica todos los días el cuero cabelludo, los brazos o las pantorrillas. Están tan acostumbrados a ello, que ni siquiera son conscientes de que se rascan de forma constante.

C. Me pica mucho la piel.

No hay opciones A y B.

Recuento

A = __________ **B** =__________ **C** =__________

45. Porciones de comida

La mayoría de nosotros comemos al menos tres veces al día. Pero la cantidad en cada comida puede variar mucho. Algunas personas comen mucho, e incluso pueden tomar dos o tres raciones. Mientras que otros comen muy poco, pero sienten que están llenos. Si no estás seguro, piénsalo de esta manera: Cuando comes fuera, ¿Sueles comer menos, más o casi lo mismo que los demás?

A. No como mucho. Como menos de lo normal. No necesito mucho para sentirme satisfecho.

B. Me parece que no como ni más ni menos que los demás.

C. Normalmente como mucho, por lo general más que la mayoría de la gente.

46. Nariz húmeda

Normalmente, no somos conscientes de lo húmeda que está la piel dentro de nuestra nariz. Sólo cuando la nariz se pone demasiado seca (hemorragias nasales y la piel agrietada) o demasiado húmeda (goteo nasal) nos molestamos por ella. Por favor, selecciona la opción que mejor describa tu forma cuando no estás enfermo ni padeciendo una reacción alérgica.

A. Mi nariz está demasiado seca.

B. No me doy cuenta de si mi nariz está demasiado seca o no.

C. Mi nariz tiende a moquear.

Recuento

A = ________ **B** =________ **C** =________

47. Beber zumo entre las comidas

Si tienes hambre, es decir, entre una comida y otra ¿Cómo reaccionas si te tomas un vaso de zumo de naranja o de otra fruta? ¿Su efecto es negativo o positivo? ¿Beber zumo de fruta ayuda a satisfacer su apetito hasta la próxima comida? ¿O resulta que surte un efecto contrario?

A. Me da energía, me satisface, y me funciona bien, aguanto hasta la siguiente comida.

B. Está bien, pero no siempre.

C. No me sienta bien. Me da mareo, hambre, nerviosismo, temblores, náuseas, ansiedad, depresión, etc.

48. Personalidad

No todas las personas definen su personalidad de la misma manera , y muchos de estos rasgos están relacionados con o muy influenciados por la propia composición bioquímica. ¿Cuál de las siguientes frases describe mejor su actitud con los demás? Piense también en sus preferencias con respecto a las interacciones del día a día con otras personas.

A. Tiendo a ser más distante, retraído, solitario, o introvertido.

B. Soy bastante normal ni introvertido ni extrovertido.

C. Tiendo a ser más social o extrovertido.

Recuento		
A = ________	B = ________	C = ________

49. Patatas

La patata es un alimento maravilloso, posee magníficas propiedades nutricionales. Pero no son el mejor alimento para todos los tipos metabólicos. Da igual si piensas que las patatas son buenas o no, ¿Qué sientes cuando piensas en patatas?

A. No me gustan
B. Me son indiferentes
C. Me encantan, podría comerlas todos los días.

50. Carnes rojas

Al contrario de lo que se suele pensar, la carne roja es uno de los elementos más saludables para algunos tipos metabólicos. Cuando comes carne roja - un filete o carne asada - ¿cómo te sientes después? Queremos saber su reacción ante la carne roja, no si piensa que es buena o no para usted.

A. Disminuye mi energía y mi bienestar. Me deprimo o me irrito.
B. Me son indiferentes.
C. Me sienta muy bien la carne roja.

Recuento

A = __________ **B** =__________ **C** =__________

51. Tamaño de la pupila

Las pupilas son la zona central de color negro de tus ojos.

El iris es la parte coloreada que rodea la pupila. Esta pregunta se refiere al tamaño de la pupila en relación con el tamaño del iris. Prácticamente la pupila y el iris son del mismo tamaño. Que sean más grande significa que el tamaño de la pupila es claramente mayor que el del iris. Antes de responder mírate en un espejo, pero hazlo en una habitación con una iluminación media ni demasiado oscura ni demasiado clara.

El tamaño de mi pupila suele ser:

A. Más grande que mi iris.

B. Medio. Del mismo tamaño que mi iris.

C. Más pequeño que mi iris.

52. Ensalada para almorzar

Si comes alimentos inadecuados en el almuerzo es probable que por la tarde estés muy cansado. En vez de ser productivo, es posible que apenas puedas mantener los ojos abiertos, o que necesites café o dulces para mantenerte despierto y concentrado. Si comieras una gran ensalada para el almuerzo, ¿qué efecto tendría en tu productividad a lo largo de la tarde?

A. Me sienta bastante bien.

B. Me vale, pero no es la comida que mejor me sienta.

C. Me sientan mal. Me hace sentir somnoliento, cansado, letárgico, o hiperactivo, nervioso e irritable.

Recuento

A = __________ **B** = __________ **C** = __________

53. Salivación

Muchas personas experimentan sequedad bucal cuando están asustadas o nerviosas, como cuando están a punto de dar un discurso. Sin embargo, la mayoría de nosotros sentimos como nuestra boca se llena de saliva cuando olemos una buena comida. Sin embargo, para algunas personas, esta salivación es algo natural, que ocurre sin razón aparente. Por favor, selecciona la opción que describa con mayor precisión tu saliva.

A. Mi boca tiende a estar seca mucho tiempo.

B. No me doy cuenta de si tengo poca o demasiada saliva.

C. Suelo tener mucha saliva, o suelo babear.

54. Alimentos salados

Lo salado y lo dulce son dos de los seis sabores que existen. Y al igual que con el dulce, las personas reaccionan de forma distinta ante los alimentos salados. Algunas personas le echan mucha sal a la comida y parecen que la necesitan en todo momento. A otros no les interesa tanto y muchos alimentos preparados les resultan demasiado salados. Da igual si piensas que la sal es buena o mala para ti, ¿cuánto te gusta la sal?

A. A menudo la comida me sabe bastante salada o sólo me gusta sazonar la comida la ligeramente.

B. No me doy cuenta realmente de si la comida tiene sal o no. Rara vez me parece que es demasiada o poca. Suelo utilizar una cantidad razonable.

C. Me encanta la sal. Utilizo mucha sal en los alimentos, hasta el punto de que los demás piensan que mi comida es demasiado salada.

Recuento

A = __________ **B** =__________ **C** =__________

55. Picoteo

Supongamos para esta pregunta que comes tres veces al día. Si este es el caso... ¿normalmente necesitas picar o comer algo entre una comida y otra o son esas tres comidas todo lo que necesitas para rendir al máximo?

A. Rara vez o casi nunca quiero o necesito picar algo.

B. Yo de vez en cuando quiero o necesito algo para picar entre horas.

C. A menudo quiero o necesito picar entre horas.

56. Aperitivo favorito

Un buen aperitivo debe proporcionarte energía durante algún tiempo y mejorar tu bienestar emocional, además de satisfacer tu hambre. Asimismo, no debe producir ningún efecto negativo, como tener ganas de comer dulces. Teniendo esto en cuenta, ¿cuál de las siguientes opciones es la que más se te apetece?

A. Por lo general no necesito aperitivos, pero si tengo antojo, prefiero tomar algo.

B. A menudo necesito picar algo, pero puedo pasar sin tomar nada.

C. Necesito y quiero aperitivos para poder estar al máximo nivel. No me sientan bien los dulces, prefiero tomar mejor algo con grasa o proteínas (carne, pollo, queso, huevo duro, frutos secos).

Recuento		
A = ________	**B** = ________	**C** = ________

57. Estornudos

Solemos pensar que los estornudos solo tienen relación con los resfriados o las alergias. Pero algunas personas estornudan todos los días como algo normal, incluso cuando no están enfermos ni en época de alergias. Por ejemplo, algunas personas estornudan todos los días después de comer. Esta pregunta se refiere a los ataques de estornudos compuestos por uno o dos estornudos y no a los ataques de estornudos duraderos. Teniendo esto en cuenta, por favor elige la opción que mejor te describe.

A. Casi nunca estornudo a menos que esté enfermo o tenga alergia.

B. Estornudo de vez sin estar enfermo ni tener alergia, pero nada continuo.

C. A menudo suelo estornudar poco después de comer.

Recuento

A = ________ **B** =________ **C** =________

58. Sociabilidad

Muchas personas creen que las relaciones sociales están sujetas al comportamiento. Pero solo hay que mirar a los hermanos en una familia para ver que las personas tienen unas tendencias innatas con respecto a la sociabilidad, a pesar de que estas tendencias se ven influidas en cierta medida por las experiencias de la vida. ¿Cómo describirías tu innata tendencia natural hacia la sociabilidad, además de la forma en que tu familia o amigos te pueden haber influido en este sentido?

A. Tiendo a ser un poco "antisocial", me gusta estar solo, me siento incómodo en las reuniones sociales o en las fiestas, y por lo general prefiero irme temprano.

B. Estoy en el término medio; no soy muy antisocial, pero tampoco me siento demasiado cómodo con otras personas.

C. Tiendo a ser muy social y me gusta dar cariño y la compañía de los demás, prefiero no estar solo.

59. Alimentos ácidos

El ácido, al igual que lo dulce y lo salado, es uno de los seis sabores que existen. A algunas personas realmente les gusta, aman, o incluso necesitan alimentos ácidos como los encurtidos, chucrut, vinagre, jugo de limón, o yogur. Otros tienen una adversión a los alimentos agrios, o simplemente no les gustan tanto. ¿Cuál de las siguientes opciones describe mejor su reacción a estos alimentos?

A. Generalmente no me gustan los alimentos ácidos o agrios.

B. Me son indiferentes. Ni me gustan ni me disgustan más que cualquier otro alimento.

C. Definitivamente, me gustan (algunos) alimentos agrios o ácidos.

Recuento		
A = ________	**B** = ________	**C** = ________

60. Resistencia física y mental

Con resistencia nos referimos a la resistencia física o la capacidad de preservar o trabajar muchas horas sin cansarse. Esta capacidad depende en gran medida de lo que comemos. Algunos alimentos mejoran la resistencia física y mental, mientras que otros alimentos la reducen notablemente. ¿Qué tipo de alimentos ayudan a mejorar tu resistencia?

Mi resistencia es mejor cuando como:

A. Alimentos más ligeros como pollo, pescado, frutas, verduras, granos.

B. Cualquier alimento sano.

C. Alimentos pesados o alimentos grasos.

61. Consumo de dulces

Prácticamente a todo el mundo le gusta comerse un dulce de vez en cuando. Pero esta pregunta no tiene que ver con si te gustan o no los dulces. Por el contrario, ¿cómo reacciona tu cuerpo cuando comes algo dulce (por ejemplo, tortas, galletas, dulces, etc) y nada más?

A. Los dulces no me sientan mal incluso cuando me los como solos. Generalmente los dulces satisfacen mi apetito y no me producen reacciones adversas.

B. A veces me sienta mal comer dulces mientras que otras veces satisfacen mi apetito.

C. Por lo general no me sienta bien comer dulces. Me producen algún tipo de reacción adversa y / o me hacen tener más ganas de dulces.

Recuento

A = __________ **B** = __________ **C** = __________

62. Carne en el desayuno

En esta pregunta, la carne se refiere a la carne presente en alimentos como jamón, salchicha, tocino, carne, hamburguesa, y el salmón. ¿Cómo te sientes después de tomar carne en el desayuno, en contraposición a no tomarla? Recuerda que en esta pregunta no se incluyen ni huevos, ni leche, ni queso ni ningún sustituto de las otras proteínas de origen animal enumeradas anteriormente.

A. No me siento tan bien como cuando no la tomo. Suele hacer que me sienta más cansado, somnoliento, letárgico, enojado, irritable, sediento, o me hace perder energía a media mañana.

B. Me es indiferente, depende.

C. Me siento mucho mejor cuando la tomo: con más energía y resistencia, aguanto sin tener que comer nada antes de la hora de la comida.

63. Carnes rojas para desayunar

En esta pregunta cuando decimos carne roja nos referimos a la carne de ternera o cordero. ¿Cómo te sientes después de consumir un poco de carne roja en el almuerzo, en vez de comer otra cosa? Esta pregunta no se refiere a huevos, leche, queso ni a ningún sustituto de las otras proteínas de origen animal enumeradas anteriormente.

A. No me sientan bien. Suelen hacer que me sienta más cansado, somnoliento, letárgico, enojado, irritable y sediento, o me hacen perder mi energía a media tarde.

B. Me es indiferente, varía dependiendo de la ocasión.

C. Me siento mucho mejor: con más energía y resistencia, además me siento satisfecho hasta la hora de la cena.

Recuento		
A = ________	**B =** ________	**C =** ________

64. Carnes rojas para cenar

En esta pregunta cuando decimos carne roja nos referimos a la carne de ternera o cordero. ¿Cómo te sientes después de consumir un poco de carne roja en el almuerzo, en vez de comer otra cosa? Esta pregunta no se refiere a huevos, leche, queso ni a ningún sustituto de las otras proteínas de origen animal enumeradas anteriormente.

A. No me sientan bien. Suelen hacer que me sienta más cansado, somnoliento, letárgico, enojado, irritable y sediento, o me hacen perder mi energía a media tarde.

B. Me es indiferente, varía dependiendo de la ocasión.

C. Me siento mucho mejor: con más energía y resistencia, además me siento satisfecho hasta la hora de irme a dormir.

65. Cena favorita

Imagínate que estás a punto de tomar un vuelo en el que no te darán de comer a bordo. Tienes hambre, por lo que decides cenar antes de coger el vuelo. En el restaurante te encuentras con que sólo hay tres opciones en el menú – los platos de cena 1, 2 y 3. Puesto que tienes un largo vuelo por delante, es esencial que consumas el tipo de comida que sabes que te mantendrá despierto y enérgico. ¿Qué plato elegirías para obtener energía y seguir en estado de alerta?

A. Plato 1: pechuga de pollo, arroz, ensalada y pastel de manzana.

B. Plato 2: un plato combinado que incluye un poco de todo de los platos 1 y 3.

C. Plato 3 - asado cocinado con zanahorias, cebollas y patatas, servido con galletas y salsa. Tarta de queso.

Recuento

A = ________ **B =** ________ **C =** ________

Recuento de puntos e identificación del tipo metabólico

¡Felicidades por completar el auto-test! Estás a punto de identificar tu tipo metabólico. ¡Este es un paso clave en el camino hacia el cambio a una vida más saludable y más feliz!

Todo lo que necesitas hacer ahora es calcular la puntuación. Es muy fácil. Sólo tienes que seguir los tres sencillos pasos que se exponen continuación:

1. En cada página del auto-test, suma el número de círculos en las opciones A, B, y C y escribe cada subtotal en la parte inferior de la página en el cuadro indicado para ello (RECUENTO).

2. Luego suma los subtotales de cada página y escríbelas en este cuadro de puntuación:

Total de respuestas A = ________________

Total de respuestas B = ________________

Total de respuestas C = ________________

3. A continuación, consulta el cuadro de puntuaciones de arriba y elige tu tipo metabólico según los siguientes criterios:

- Si el número de respuesta A está 5 puntos por encima o más que el total de B y C, entonces eres un Tipo Carbohidratos (ejemplo: A = 25, B = 20, C = 15)
- • Si el número de respuestas C está 5 puntos por encima o más que el total de A y B, entonces eres un Tipo proteico (ejemplo: A = 15, B = 20, C = 25)

- Si el número de respuestas B está 5 puntos o más por encima que el total de A y C, entonces eres Tipo Mixto (ejemplo: A = 20, B = 25, C = 15)
- Si ni A, ni B, ni C están 5 puntos por encima o más que ninguno de los demás, eres del Tipo Mixto (ejemplo: A = 18, B = 22, C = 20)

La comprensión de tu tipo metabólico

En su nivel más básico el tipo metabólico se clasifica en tres tipos: tipo proteico, tipo carbohidratos y tipo mixto. Estas categorías dicen mucho acerca de cómo funciona el cuerpo en un plano interno y acerca cómo procesar diferentes tipos de alimentos y absorber nutrientes. Está demostrado que la forma estándar y tamaño de nuestro estómago son muy diferentes los unos de los otros.

Además de tener en cuenta qué tipo de alimentos son los adecuados para el tipo metabólico de una persona también hay que tener en cuenta la proporción. Como indica su propio nombre a los del tipo proteico les sienta bien consumir proteínas y grasas e hidratos de carbono. Mientras que a los del tipo carbohidratos les sienta mejor consumir hidratos de carbono pesados y limitar las proteínas y las grasas. La manera más fácil de calcular las proporciones de los alimentos que necesitas es visualizándolo en un plato, teniendo en cuenta el porcentaje correcto de cada tipo de alimento como se muestra en las proporciones de comida, será entonces cuando lo estés haciendo bien.

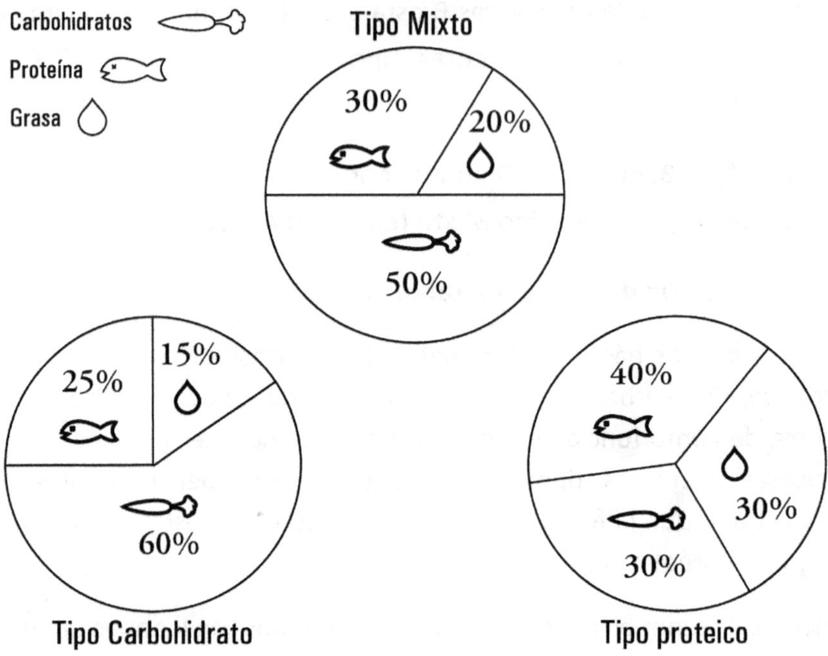
Carbohidratos
Proteína
Grasa
Tipo Mixto
30%
20%
50%
15%
25%
60%
Tipo Carbohidrato
40%
30%
30%
Tipo proteico

Capítulo 2

¿Qué necesita tu columna vertebral?

La escoliosis se produce por una curvatura o desviación anormal de la columna vertebral. Pese a que los implicados son los marcadores genéticos, las dietas pueden ayudar a activar y desactivar los genes que en última instancia pueden provocar la enfermedad si se manifiesta y se desarrolla. La columna vertebral necesita nutrientes específicos que forman la base de los elementos más importantes de la medicina preventiva.

Algunos de los nutrientes necesarios para mantener nuestra columna vertebral sana son manganeso, zinc, cobre, calcio, piridoxina, hierro, multivitaminas, omega-3, prolina y glicina... aunque la lista es interminable. ¿Qué alimentos son los que contienen más cantidad de nutrientes? Pues muchos de ellos, como acabas de ver.

Cuando te apuntas a la paleo-dieta; el pescado, el pollo y los huevos, la carne de los animales, les darás más color y viveza a tus platos, todos estos alimentos proporcionan los nutrientes que necesita la columna vertebral. Estos transmiten la sabiduría culinaria de nuestros antepasados. Cuando comes cosas más cercanas a su estado natural:

por ejemplo, una naranja en lugar de un zumo... obtienes todos los nutrientes conocidos de los alimentos, así como todos aquellos desconocidos. Esta dieta hará que te alejes de la comida procesada.

Esto precisa de mucho esfuerzo. Como acabamos de leer, hay tres tipos metabólicos: tipo mixto, tipo proteico y tipo carbohidratos. Si eres del tipo proteico no has de comer los alimentos ni la proporción de estos que se recomienda para los del tipo carbohidratos. Ya que es posible que te siente mal o que produzca efectos contrarios. Por el contrario, si comes según lo que necesita tu tipo metabólico, es posible mejorar la condición de cualquier enfermedad crónica, como la escoliosis, las enfermedades del corazón, la osteoporosis, etc y, mejor aún ¡incluso revertirlos!

La tipología metabólica puede variar de vez en cuando debido a factores fisiológicos y externos, por lo que las pruebas deben hacerse continuamente.

Capítulo 3

Mis consejos sobre la paleo dieta

En la paleo-dieta existen una serie de "alimentos permitidos" y "alimentos no permitidos" dependiendo del menú. Si padeces de escoliosis, hay algunos alimentos que funcionarán muy bien para tu organismo. Algunos alimentos ayudan a compensar la desventaja impuesta por los "alimentos no permitidos-", así como a reponer y diversificar tu dieta, tan pronto como te adaptes a la sencilla idea que promulga este libro de cocina. El aspecto más importante de todo esto es que son alimentos que te ayudarán en tu recuperación de la escoliosis. ¡Comida de verdad para gente de verdad!

ALIMENTOS NO PERMITIDOS:

1. Lácteos

En la época prehistórica lo último que se le hubiera ocurrido a nuestros antepasados era ordeñar animales salvajes. Entonces, la pregunta es ¿Debemos o no consumir productos lácteos? La generalizada intolerancia a la lactosa o a la caseína no hace más que indicar que los productos lácteos pertenecerían a la zona gris de la paleo-dieta. Aunque bien es cierto que los métodos de alimentación y procesamiento de la leche y de los animales alejan al consumidor cada vez más.

<u>**Mi recomendación:**</u>

Puedes beber leche fresca y ecológica de animales criados en pastos y alimentados con pasto de gran calidad. La elección entre leche entera, semidesnatada o desnatada depende del tipo metabólico.

Más importante aún es la recomendación de beber productos lácteos fermentados, como el kéfir, yogures e incluso quesos, debido a que el proceso de fermentación consume la mayor parte de la lactosa de la leche y por lo tanto reduce la respuesta de la insulina. En el Kéfir podemos encontrar una sustancia llamada triptófano, esencial en el crecimiento y desarrollo del sistema músculo-esquelético normal, por lo que la incorporación del kéfir en la alimentación será algo muy beneficioso.

2. Alimentos procesados

¿Te preocupa el progreso y mejora de tu tratamiento para la escoliosis? Si es así, entonces los alimentos procesados no son tus amigos.

<u>**Mi recomendación:**</u>

Los alimentos procesados deben estar prohibidos en tu dieta, no importa a qué tipo metabólico pertenezcas ni si te gustan o no. Tienen un alto contenido calórico, pero son alimentos pobres en nutrientes por lo que pueden causar desequilibrios en tu sistema digestivo. Desde siempre la salud intestinal se ha relacionado con el desarrollo del esqueleto, que debe desechar los alimentos procesados ya que suelen estar cargados de azúcar, sal y conservantes.

3. Cereales

Consumimos cereales casi a diario, pero una cosa que probablemente no sabes es que esto comenzó hace 10.000 años con la revolución agrícola. Pese a que evolucionamos hace 2 millones de años nuestros genes no han cambiado mucho desde entonces. Es por eso que los cereales no pasan el corte cuando se trata de la paleo-dieta.

Los cereales contienen ácido fítico (o fitatos cuando están en forma de sal) y lectinas que pueden bloquear la absorción de calcio, hierro y magnesio, dañando la salud digestiva y aumentando la inflamación crónica, una enfermedad autoinmune o provocar una reacción adversa a la insulina. ¿Por qué comer algo que nuestro cuerpo no quiere que comamos? El gluten, la proteína de los cereales, tiene un alto contenido en el aminoácido denominado prolina. Su estructura hace que sea difícil de romperlo a través de la digestión normal provocando así la alergia al gluten.

Mi recomendación:

No importa cuál sea tu estado de salud o tu tipología metabólica, te recomiendo encarecidamente que elimines o restringas la ingesta de cereales, sobretodo de los procesados, tales como arroz blanco, pan blanco, galletas, pasteles, cereales para el desayuno, etc.

La supresión de los cereales en la dieta es encarecidamente recomendable para aquellos que se adhieran al grupo de las proteínas, que suelen ser genéticamente propensos a tomar alimentos más sanos. Los del tipo carbohidratos y los del tipo mixto pueden consumir una cantidad limitada de cereales enteros, ya que están genéticamente diseñados para ello.

En cualquier caso, lo que se debería consumir son los cereales integrales y salvado puesto que aún no han germinado y eso ayudará al proceso de eliminación ya que son alimentos ricos en minerales, antioxidantes y fibra. En cereales enteros también podemos encontrar grasas omega-3 que actuarán como compuestos antiinflamatorios.

Además, todos los cereales deben ser puestos en remojos antes de cocinarse. La razón es que los cereales contienen ácido fítico, un ácido que fuerza a los minerales esenciales del intestino no pudiendo ser absorbidos por este.

Al remojar los cereales estarás eliminando el ácido fítico por lo que la correcta absorción, la digestión y la salud general del intestino se verán beneficiadas.

4. Legumbres

Nuestros antepasados, los cazadores-recolectores sólo se comían los animales y las plantas antes de la introducción de la agricultura. Tanto las legumbres, como los cereales no estaban presentes en sus cadenas alimenticias. Entre los tipos de legumbres a evitar en la paleo-dieta se incluyen las lentejas, todos los cereales, cacahuetes, semillas de soja y garbanzos. Las legumbres contienen unas sustancias denominadas inhibidores de la proteasa, así como unos anti-nutrientes, que pueden impedir la absorción de muchos nutrientes presentes en los alimentos que consumes.

Mi recomendación:

Las únicas legumbres permitidas son aquellas hayan sido previamente fermentadas. Aquí se incluye por ejemplo el natto, una comida tradicional japonesa compuesta de soja fermentada al vapor hasta que adquiere un sabor a "nuez". Este alimento produce muchas calorías, fibra calcio, potasio, B2 y hierro, y casi duplica el calcio y la vitamina E.

El beneficio del natto es que es una fuente rica en vitamina K, absolutamente esencial para fortalecer los huesos y mejorar la salud del corazón. También ayuda a mantener sano el intestino por lo que se deben tomar 1-2 paquetes por día.

Otro alimento fermentado es la pasta de miso, una pasta tradicional japonesa hecha de soja fermentada. Sólo hay que añadirle el huevo y la carne picada en la sopa de miso, siendo algo muy fácil de preparar pero sin embargo, nutritivo y delicioso.

Las personas del tipo carbohidratos son capaces de tolerar alimentos ricos en almidón como las legumbres y los cereales más fácilmente. Por lo tanto, podrían comer estos alimentos con moderación.

Las personas del tipo proteico necesitan una gran ingesta de proteínas animales y alimentos grasos en sus dietas, así como reducir el consumo de hidratos de carbono. Por lo tanto, las legumbres no son adecuadas para ellos y deben eliminarlas de la dieta.

5. Azúcar

Nuestros antepasados obtenían el azúcar de alimentos naturales y saludables como las frutas y verduras, mientras que la mayor parte del azúcar que consumimos hoy en día es refinado, el cual solo proporciona calorías "vacías". Así que con la paleo-dieta hay que decir adiós al azúcar.

La fructosa del azúcar sólo puede metabolizarla el hígado. Las células corporales humanas utilizan la glucosa en lugar de fructuosa como fuente de energía. El exceso de fructosa puede alterar el apetito y volverse adictivo. El exceso de fructosa también puede causar problemas metabólicos, tales como la diabetes, la obesidad y enfermedades cardíacas.

Después del procesamiento, el azúcar refinado carece de los minerales naturales que siempre están presentes en la remolacha y en la caña. Además, comer una gran cantidad de azúcar drena y elimina las vitaminas y minerales útiles para los huesos, tales como el sodio, potasio, magnesio y calcio. Las fibras proteínicas de colágeno de alta resistencia también se extraen del hueso, mientras que consumir demasiados carbohidratos, como los cereales y el azúcar es definitivamente malo para la salud y mejora de tu columna vertebral y de tu problema de escoliosis.

Mi recomendación:

Se recomienda encarecidamente eliminar o restringir la ingesta de azúcar, azúcares especialmente los procesados, sin importar de qué tipo metabólico seas.

La stevia es una hierba natural procedente de América del Sur, un buen sustituto, ya que es el edulcorante más seguro de usar y no eleva la insulina ni afecta negativamente al desarrollo de la médula.

ALIMENTOS PERMITIDOS:

1. Productos de origen animal

Muchos principiantes al comenzar esta dieta se preocupan por las grasas saturadas de los productos de origen animal, que a menudo se consideran causantes de enfermedades como el cáncer, las enfermedades del corazón, la obesidad, la diabetes, el mal funcionamiento de las membranas celulares y los trastornos del sistema nervioso, como la esclerosis múltiple.

Sin embargo, muchos estudios científicos indican que el aceite vegetal procesado, cargado de grasas transformadas durante el procesamiento, son las culpables de estas enfermedades modernas y no las grasas saturadas naturales.

Mi recomendación:

A pesar de la conclusión científica anterior, la carne y los huevos que consumimos deben provenir de animales alimentados con pasto o de corral alimentados con grano. Además, los peces naturales deben sustituir a los peces de piscifactoría, ya que nuestros antepasados comían solamente animales salvajes cuya grasa corporal ha cambiado de forma natural con la estación del año. No tenían una dieta repleta de grasas saturadas durante todo el año.

Además, los animales alimentados con cereales y los pescados de piscifactoría se alimentan en zonas delimitadas y quedan expuestos a sustancias químicas, tales como antibióticos, alimentando con ello tu cuerpo con más y más productos químicos.

Lo más importante es comer de acuerdo con tu tipo metabólico. Por ejemplo, los tipos carbohidratos deben comer carne baja en purina, mientras que los tipos proteicos deben comer carne de contenido medio-alto en purina. Sin embargo, los tipos mixtos deben hacer una mezcla entre los dos. Revisa la guía de alimentos recomendados para cada tipo y saber que alimentos son altos o bajos en purina.

2. Las grasas saludables

Las grasas de la dieta, ya sean saturadas o no, no son las causantes de las enfermedades crónicas de nuestra sociedad. Nuestros cuerpos están diseñados para hacer de las grasas saturadas una fuente de energía.

Las grasas animales contienen muchos nutrientes que nos protegen contra el cáncer y las enfermedades del corazón; al consumo de grandes cantidades de aceite vegetal se asocian unas tasas elevadas de cáncer y de enfermedades del corazón.

Mi recomendación:

Es importante que tengas en cuenta que las grasas buenas (grasas saturadas) no te hacen engordar y en realidad son esenciales para reducir la cantidad de colesterol malo en la sangre. Hay una gran selección de grasas buenas que se pueden utilizar para variar y hacer tus comidas más agradable mientras cuidas tu salud. El aceite de coco, de oliva, de aguacate o la mantequilla, manteca y las grasas animales son algunas de las grasas y aceites saludables que puedes utilizar para alimentar tu cuerpo así como para darle a la comida un gran final.

Sin embargo, las siguientes grasas pueden causar enfermedades cardíacas, cáncer, problemas de aprendizaje, osteoporosis así como otros problemas de salud:

- Grasas y aceites (aceites vegetales) sobre todo si se calienta a temperaturas muy altas durante la preparación y la cocción.
- Todos los aceites hidrogenados y parcialmente hidrogenados
- Aceites procesados industrialmente, como los de soja, maíz, semilla de algodón y canola.

3. Frutas y verduras

Las frutas y verduras son los alimentos recomendados en la actualidad puesto que dan un toque fresco a tu dieta. ¿Son buenos para mejorar la escoliosis?

Mi recomendación:

Si bien es cierto que las verduras son la parte saludable de cualquier dieta gracias a que contiene muchos nutrientes, minerales y vitaminas, algunas verduras son mejores que otras. Elije de forma responsable para obtener los nutrientes necesarios para tu columna vertebral y aptos para tu tipo metabólico. Los tipos carbohidratos puede permitirse consumir más almidón y por lo tanto verduras con alto contenido glucémico y que se incluyan en la guía recomendada.

Los agricultores orgánicos están cultivando una amplia variedad de verduras no modificadas genéticamente (OGM) y sin pesticidas. Intenta que la mitad de tu plato en cada comida sean verduras. Elije con cuidado las verduras con las que lo vas a llenar. Por ejemplo, la lechuga iceberg o las patatas fritas no tienen casi ningún valor nutricional, puesto que están compuestos principalmente por agua. La lechuga o las espinacas son una opción mucho mejor puesto que tienen alto contenido en hierro.

La fruta no es tan saludable como parece. Puesto que básicamente es azúcar de fructosa con algunas vitaminas, minerales y nutrientes. Esas vitaminas y nutrientes se obtienen fácilmente de la carne y las verduras sin fructosa. Pero pese a ello seguimos prefiriendo la fruta fresca y la fructosa, sin importar lo mal que nos siente.

Otra comida muy recomendable son las coles fermentadas como el chucrut y el kimchi (col fermentada coreana) Existen desde hace miles de años y pueden contribuir a la sanación y construcción de tu sistema digestivo ya que tu salud intestinal está fuertemente relacionada con el desarrollo óseo.

4. Nueces y semillas

Los frutos secos y las semillas son un aperitivo muy ligero que además se puede consumir en cualquier momento, la mayoría de ellos están cargados de nutrientes. La mayoría de los frutos secos y semillas también estaban presentes en la dieta del hombre de las cavernas, pero todavía hay una serie de factores que se deben considerar antes de introducirlos en su dieta.

Mi recomendación:

Al igual que los cereales y las legumbres, las nueces y semillas utilizan los mismos mecanismos de defensa que pueden ser perjudiciales para la salud. El ácido fítico y las lectinas de algunos frutos secos y semillas irritan el tracto digestivo, recubriéndolo, por lo dificultan la absorción de minerales. Es por ello que aportarán muy poco valor nutricional.

Poner en remojo los frutos secos y semillas es una gran manera de deshacerse de ácido fítico, las lectinas y otros antinutrientes. Utilice agua con sal y déjelos en remojo durante la noche, posteriormente hay que secarlos al sol o con un deshidratador para asegurarnos de que no crezca moho.

Tipo de comida para los del tipo proteínico

PROTEÍNAS			CARBOHIDRATOS		GRASAS / ACEITE	
CARNES/AVES	PESCADO	LÁCTEOS	VERDURAS	FRUTAS	FRUTOS SECOS/ SEMILLAS	ACEITES/GRASAS
a. alto en purina	*a. alto en purina*	*Todas las grasas*	*Sin almidón*	aguacates	*Todos van bien*	*Todos van bien*
higadillos	anchoas	*a. bajo en purina*	espárragos	aceitunas	nuez	mantequilla
paté	caviar	queso	Judías frescas	Cocos	Calabaza	crema
carne de res	arenque	queso fresco	coliflor	*No totalmente pelados:*	cacahuete	Suero de mantequilla
carne de pollo	mejillones	crema	apio	Manzanas verdes	girasol	aceites:
a.medio en purina	sardinas	huevos	champiñones	peras	sésamo	aceite de almendra
ternera	*a. Medio en purina*	kéfir	espinacas	c. alto en almidón	almendra	aceite de linaza
bacon	abulón	leche	C. alto en almidón	plátanos (solo verdes)	anacardos	aceite de cacahuete
pollo*	almejas	yogurt	alcachofas		nuez de brasil	aceite de cacahuete
pato	cangrejo	LEGUMBRES	zanahorias		avellana	aceite de sésamo
aves	langosta	*a. bajo en purina*	guisantes		pacana	aceite de girasol
ganso	bogavante	tempeh	Patatas fritas en aceite de mantequilla		castañas	aceite de avellana
riñón	caballa	natto			pistacho	
pavo*	vieira	frutos secos	rábano, invierno			
costillas	gamba	*Todos van bien*				
carne salvaje	caracoles					
*carne oscura	calamar					
	atún					

Cada comida debe contener una fuente de proteína de estas, pero los productos lácteos, legumbres y frutos secos no funcionan como sustituto de la carne en las comidas más importantes.

Tipo de comida para los del tipo carbohidratos

PROTEÍNAS			CARBOHIDRATOS			ACEITES / GRASAS	
CARNE/AVES	PESCADO	LÁCTEOS	VERDURAS		FRUTA	FRUTOS SECOS/ SEMILLAS	GRASAS/ACEITES
carnes ligeras	Pescado ligero	Sin grasa/poca grasa	c. alto en almidón	c. bajo en almidón	todos van bien	Usar con moderación	Usar con moderación
pechuga de pollo	siluro	queso	patatas	Remolacha verde	manzana	avellana	mantequilla
Gallina	capellán	queso fresco	calabaza	brócoli	melocotón	calabaza	calabaza
Pechuga de pavo	Solla roja	kéfir	nabo	coles de Bruselas	baya	cacahuete	Suero de mantequilla
Cerdo, magro	merluza	leche	batata	repollo	cereza	girasol	aceites:
jamón	halibut	yogurt	Patata dulce	acelgas	cítricos	sésamo	aceite de almendra
Carne roja magra solo ocasionalmente o totalmente prohibida	perca	huevos	c. almidón medio	berza	uvas	almendra	aceite de linaza
	bacalao	LEGUMES	remolacha	pepino	melón	anacardo	aceite de oliva
	lenguado	*Consumir con moderación*	bulbo	ajo	albaricoque	Nuez de brasil	aceite de cacahuete
	trucha	*bajo almidón*	berenjena	kale	peras	nuez	aceite de sésamo
	Atún blanco	tempeh	jicama	Verduras de hoja verde	piña	pecana	aceite de girasol
	rodaballo	tofu	angu	cebolla	plum	castaña	aceite de avellana
		Nueces	chirivia	perejil	tomate	pistacho	
		Con moderación	rábano	pimientos	tropicales	coco	
			espaguetis con calabacín	cebolleta	Nota: Los alimentos ricos en almidón son alimentos con alto índice glicémico	pacana	
			Calabacín de verano	coles		macadamia	
			Calabacín amarillo	tomate			
			nabo	berro			
			calabacin				

Cada comida debe contener proteínas de estas fuentes

Capítulo 4

La cocina paleo

Ingredientes a mano

Tener ingredientes disponibles cuando entras en la cocina siempre te da una sensación de gratificante. ¿Hay algo mejor que cocinar una buena cena para tu familia y tus seres queridos?

Una cocina bien surtida con ingredientes básicos y esenciales te ayudará a cocinar más a menudo, puesto que ahorrarás tiempo y dinero. Para tener la cocina lista, es necesario tener lo siguiente.

1. Hierbas y especias

Compra hierbas y especias enteras, muélelas tú mismo para mantener y potenciar al máximo su sabor.

- **Jengibre**

  El jengibre es el rizoma de la planta Zingiber officinale, y que se consume como si fuera un manjar, también se utiliza como especia y en la medicina natural.

  Sus altos valores medicinales ayudan principalmente a mejorar la salud digestiva, a mejorar las náuseas y los mareos matutinos, a reducir los síntomas de reflujo, a aliviar el resfriado común así como a reducir la pérdida de células cerebrales en enfermedades como el Alzheimer. En China e India el jengibre hace las veces de medicamento antiinflamatorio natural comúnmente utilizado para tratar la artritis y el reuma.

Incluso si nos olvidamos un momento de sus cualidades medicinales, el delicioso y picante sabor y aroma del jengibre pueden darle gran emoción a la comida.

El jengibre es también un conservante natural. Añade un pequeño trozo de jengibre rallado a la comida si quieres que tus comidas aguanten durante mucho tiempo.

➲ Canela

La canela es una de las especias fragantes más utilizadas en la medicina tradicional china y es rica en manganeso, hierro y fibra. Además, es un potente antioxidante y conservante de alimentos naturales. La mezcla de canela y miel no sólo da un sabor delicioso, sino que también cura muchas enfermedades.

➲ Albahaca

Se utiliza mucho en la cocina italiana, la albahaca es una hierba muy aromática que se puede plantar en el interior siempre y cuando reciba una exposición solar de por lo menos seis horas al día. Se suele usar en ensaladas o en guisos, o simplemente picada en camarones y vieiras.

➲ Curry

El curry puede cambiar enormemente el sabor de la carne de cerdo, la carne de ternera, del pollo o del pescado. Me gusta el curry al estilo japonés. El guiso de carne de ternera, y la zanahoria al curry con leche de coco son mis platos favoritos.

➲ Pimienta

Tanto la pimienta negra, como la verde y la blanca vienen de las bayas de la planta de la pimienta. El color manifiesta las diferentes etapas de desarrollo y transformación. La pimienta negra es una especia o condimento muy utilizado en la cocina. Añade pimienta negra, según sea necesario, al final del proceso de cocción a fin de mantener mejor el sabor.

Además, la pimienta es una fuente rica en manganeso, vitamina K y hierro.

➲ **Tomillo**

El tomillo es una de las hierbas más utilizadas gracias a su penetrante fragancia. Añade tomillo fresco a las sopas de temporada y destacará por su delicado sabor. Debe añadirse hacia el final del proceso de cocción para evitar perder su sorprendente sabor, ya sea fresco o seco.

➲ **Orégano**

El orégano siempre se ha utilizado en la cocina mediterránea y mexicana. El tomate frito sabe mucho mejor.

El orégano es rico en vitamina K. Su aceite sirve como desinfectante y posee propiedades anti-inflamatorias.

2. Carne de res, ternera y el caldo de pollo

El caldo es un antídoto perfecto para todo enfermo de escoliosis. Asegúrese de preparar mucho caldo utilizando alimentos orgánicos. El caldo de huesos es un elemento básico de muchas dietas tradicionales y es muy apreciado en todo el mundo gracias a que es rico en nutrientes.

Hagamos una lista de algunas cosas buenas que podemos encontrar en un caldo bien hecho:

- Del caldo de huesos podemos obtener magnesio; algo apenas presente en la mayoría de los alimentos y dietas.
- El colágeno y la gelatina pueden absorberse directamente de hueso y del cartílago en lugar de consumir suplementos de gelatina.
- El caldo de huesos puede ser una gran fuente de calcio.

- La médula ósea contiene proteínas y minerales.
- El azufre, el potasio y el sodio son importantes para tu salud, son electrolitos esenciales.

3. Aceites y grasas saludables

- Aceite de coco: Contiene una alta cantidad de grasas saturadas y es bueno para la cocción en temperaturas elevadas. Es necesario ajustar la cantidad a utilizar atendiendo a los diferentes tipos metabólicos.
- Aceite de oliva virgen extra: Se extrae mediante la presión en frío de la aceituna. Ha de mantenerse en un lugar oscuro, alejado de las fuentes de calor. Es lo mejor para las ensaladas.
- Aceite de aguacate: Yo lo uso para cocinar y en las ensaladas. Su inusualmente alto punto de ahumado y sabor aromático hacen que sea adecuado para freír a altas temperaturas y para asar a la parrilla.
- Mantequilla orgánica: proviene de vacas alimentadas con pasto y tiene un punto de fusión más alto. En la paleo-dieta puede utilizarse, pero en proporción diferente atendiendo a los tres tipos metabólicos.

4. Frutos secos y semillas

Ponga los frutos secos y semillas durante un par de horas en agua salada puede ayudarle a deshacerse de la mayor parte del ácido fítico y otros antinutrientes. El ácido fítico bloquea la absorción de calcio, hierro y magnesio, dañando la salud digestiva, y aumentando la inflamación crónica mediante la neutralización de los inhibidores de la enzima. Lávelos concienzudamente y déjelos secar al sol, o con un deshidratador o en el horno.

De todas las semillas, las semillas de lino son las que tienen más ácidos grasos omega-3 que omega-6. Pero su omega-3 se encuentra en forma de ALA (ácido alfa-linolénico) y necesita cambiarse a EPA y DHA para que el cuerpo las use.

Las nueces, castañas, avellanas, anacardos y almendras son mis aperitivos favoritos. Tostar los frutos secos hace que tengan un sabor mucho más intenso. Además su sabor y textura siempre hacen de estos platos algo extraordinario. Me encantan las semillas de sésamo tostadas espolvoreadas en las ensaladas.

5. Leche de coco enlatada

La leche de coco es un alimento básico en la paleo-dieta y se utiliza a menudo como sustituto de los productos lácteos o las cremas. Es el alimento más utilizado en la mayoría de curry tailandeses gracias a que es rico en fósforo, un nutriente esencial para el fortalecimiento de los huesos. Incluso me preparé un paleo-helado utilizando leche de coco, yema de huevo, miel y extracto de vainilla. ¡Estaba delicioso!

6. Sal marina

La sal marina se forma a partir de la evaporación natural del agua del océano y contiene cloruro de sodio al 98%, así como el 2% de minerales como hierro, magnesio, azufre o yodo. Sin embargo, ninguna contiene yoduro de potasio.

7. Edulcorante

Sigo conservando jarabe de arce y miel en mi despensa, ya que son los edulcorantes más saludables.

8. Frutas disecadas

Las frutas disecadas más comunes son: ciruela, chips de plátano, pasas, albaricoque, dátiles, cereza, mango y arándano etc. y que se conservan gracias a que han eliminado la humedad, pero siguen siendo beneficiosos puesto que los nutrientes se conservan. Debes mantenerte alejado de las frutas que se hayan secado químicamente añadiendo conservantes (como el dióxido de azufre) o azúcar, puesto que reduce su valor nutritivo.

9. Salsa de soja tamari

La salsa de soja tamari es un condimento japonés con un color muy oscuro y un sabor como a ahumado. Es un subproducto del proceso de fermentación del miso, obviamente no contiene gluten.

10. Pasta de miso

La pasta de miso es una pasta tradicional japonesa hecha a base de soja fermentada. Se introducen dentro de ella una serie de bacterias u hongos para darle consistencia. Suele agregarse huevo y carne picada en la sopa de miso para que tenga un sabor increíble.

11. Huevo

Muchas personas sólo se comen la clara de huevo, ya que piensan que la yema de huevo es rica en colesterol por lo que puede causar enfermedades cardíacas. De hecho la yema del huevo es la parte más sana del huevo, con más del 90% de los micronutrientes y antioxidantes. También cuenta con el 100% de las vitaminas solubles en grasas que son tan importantes para la salud. Yo como 3-4 huevos enteros al día.

12. Kéfir

Me gusta echarle fruta al kéfir. El sabor ligeramente amargo del kéfir quedará oculto hasta que te hayas comido la fruta. Mientras tanto, los sabores inusuales y variados estimulan mis papilas gustativas al máximo.

13. Comida enlatada

Siempre tengo tomate enlatado en mi despensa, en realidad el tomate fresco no es mejor que el enlatado puesto que contiene una mayor cantidad de antioxidantes licopenos.

Mobiliario de cocina

Estos son los utensilios de cocina que uso más a menudo.

1. Olla para hacer sopa

Cocinar a fuego lento la sopa es una técnica de cocción muy popular en la provincia de Guangdong, en China. ¡El delicioso sabor de la sopa a fuego lento persiste en tu paladar hasta 2 horas después de tomarlo! Una olla exprés, un caldero de sopa...casi todos los hogares deberían tener, al menos, uno de estos cacharros en diferentes tamaños diferentes. Ahora que soy un profesional de la salud bastante ocupado, me preparo a menudo un caldo de huesos como base para mis sopas, puesto que es rápido y sencillo.

De vez en cuando cocino a fuego lento la sopa y uso para guardarla caliente un termo de acero inoxidable, puesto que hace lo mismo de olla tradicional para la sopa, pero no requieren electricidad. El interior de acero inoxidable de la olla sirve para cocinar y gracias a su aislamiento al vacío mantendrá la comida caliente durante muchas horas sin que se queme, introduzco el agua en el interior de la olla junto con los huesos y lo dejo al fuego entre 30 minutos y 1 hora. A continuación, quito las partículas que se quedan flotando en la parte superior y hecho el resto de ingredientes en la sopa, después la dejo a fuego lento durante 1 hora más. Luego pongo el caldo resultante en el termo y cierro la tapa. Al día siguiente degustaré una deliciosa y sorprendente sopa.

2. Cuchillo cocinero

Un proverbio chino dice que "Un artesano debe afilar sus herramientas para hacer bien su trabajo." Traducido al lenguaje de los cocineros es algo así como que un buen chef debe tener un cuchillo afilado que pueda manejar adecuadamente y que sirva para todo cortar, picar y rebanar. La hoja del cuchillo suele ser de unos 20-25 cm de largo.

3. Tijeras de cocina

Las tijeras de cocina son extremadamente fuertes y están diseñadas para tener un punto de apoyo más fuerte. Siempre lo uso para romper el esternón del pollo sin dejar ningún fragmento y reducir así el riesgo de asfixia, especialmente en niños y ancianos.

4. Tabla para cortar

Las tablas para cortar pueden ser de madera, plástico, bambú o de vidrio. Las tablas para cortar de madera y de vidrio no se permiten en las cocinas de los restaurantes. Yo utilizo distintas tablas para cortar los alimentos crudos y los cocinados; carnes, verduras y frutas para evitar que se contaminen unos a otros.

5. Crockpot

La crockpot es una olla de cocción lenta eléctrica cuyo tamaño va desde 1 cuarto hasta 8 ½ . La comida se deja dentro y acto seguido se inicia un programa durante un tiempo predeterminado, por lo que puedo hacer lo que quiera mientras.

6. Cazuela

Las cazuelas son ollas de barro resistentes al horno y que también puede utilizarse como recipiente para servir. Puedes preparar una cazuela con el desayuno la noche anterior y calentarla en el horno por la mañana para tener un delicioso desayuno.

7. Wok

Un wok es un recipiente de cocina de fondo redondo, muy versátil procedente de China. A menudo se utiliza para freír, cocer al vapor, saltear, freír, hervir, estofar, poner a la plancha y guisar. Debes elegir el tamaño y profundidad del wok teniendo en cuenta el uso que vaya a darle y si es o no compatible con t cocina.

8. Batidora, picadora o licuadora

Este utensilio de cocina es un aparato que te ayudará a ahorrar tiempo en mano de obra. Sirve para rebanar, picar, triturar frutas y verduras, hacer puré, rallar queso, cortar, etc. Será posible hacer sopas y cremas, pero no serán tan suaves como si usas la licuadora.

9. Deshidratador

El deshidratador elimina la humedad de los alimentos y se puede utilizar para secar frutas, verduras y carnes. Selecciona la marca y el modelo en función de tus necesidades, el espacio; el presupuesto y la garantía del producto. También debes ver cuál se adapta mejor a tu cocina. Las frutas y hortalizas deshidratadas harán tus bocadillos más saludables, a la vez que los sabores y aromas permanecerán preservados y concentrados.

Yendo más allá del secado de frutas, verduras y carnes, los deshidratadores también pueden servir para hacer el yogur, natto y para secar frutos secos y semillas. ¡Sirve para todo!

10. Vasos y cucharas para medir

Si quieres cocinar siguiendo las recetas, sobre todo si eres principiante, los vasos y cucharas de medir serán tus mejores aliados.

11. Cucharas de madera

Las cucharas de madera son los utensilios de cocina que usarás a diario sirven para remover y saltear. La textura de la madera nos recuerda a la naturaleza, mientras que la posibilidad de darle diferentes formas hacen más divertida la cocina.

12. Papel de aluminio

Es uno de los artículos más utilizados para cocinar de forma rápida y limpia, me gusta usar papel de aluminio para hornear salmón y pollo. Para hacer el apio fresco y crujiente, siempre lo uso para envolver y colocar las verduras en el cajón de la nevera, donde aguantarán 2 semanas.

Consejos para cocinar

1. La carne de venado y la de avestruz son carnes bajas en grasa. Cocinarlas más de la cuenta hará que se pongan duras.

2. Lo primero que debes poner en el wok es la cebolla, muévelas un poco hasta que se pongan translúcidas. A continuación, agrega el jengibre y el ajo. Déjalos hasta que enriquezcan con su sabor el aceite, pero ten cuidado y no dejes que se queme el ajo.

3. No agregues piña fresca ni congelada a la gelatina. Esta fruta así como el higo, kiwi, guayaba, raíz de jengibre y papaya contiene una enzima llamada bromelaína que descompone la gelatina haciendo que pierda sus propiedades espesantes. Las enzimas se desactivan mediante la cocción, por lo que la piña en conserva y el kiwi son los que funcionarán mejor.

4. A la hora de hacer un caldo, es mejor usar un hueso de ternera en vez de cualquier otro tipo de hueso, debido a su contenido en colágeno.

5. Sea cual sea la gelatina que utilice nunca debe cocinarse en el microondas

6. Las recetas sopa de suelen ser más unas pautas a seguir que una receta al pie de la letra. La belleza de estas recetas radica en lo flexible y económicas que son, pese a ser un plato esencial.

7. Añade carne cocida como complemento proteico para sopas, ensaladas, guisos, rellenos, platos de huevos, roll-ups y sándwiches.

8. Si está utilizando algunas hierbas chinas en la sopa, también es importante evitar el uso de ollas de acero, aluminio, cobre y acero inoxidable. Algunas hierbas reaccionan químicamente al entrar en contacto.

9. Al asar, no quemes tu comida ya que se producen carcinógenos, que podrán derivar en cáncer.

10. Evite el uso de teflón y sartenes con revestimiento antiadherente puesto que al calentarse puede liberar toxinas de su comida. El acero inoxidable, las ollas de hierro fundido y los utensilios de cocina Le Creuset son buenas alternativas.

11. Deje en remojo las semillas crudas, nueces y semillas durante la noche para deshacerse de ácido fítico y otros antinutrientes necesarios para su digestión.

12. Es más saludable hacer el aderezo para las ensaladas por uno mismo en lugar de comprarlos listos de la tienda ya que siempre estará fresco y sabremos que estamos comiendo.

13. El aceite de coco, la mantequilla, la manteca de cerdo y el sebo son buenos para cocinar a temperaturas altas; el aceite de oliva y el aceite de sésamo son buenos para la cocción a temperatura media-baja y hacer aderezos para ensaladas.

14. Planta tus propias hierbas o macetas de hierbas frescas y aromáticas.

PARTE 2 Cocina para la escoliosis - Recetas

Capítulo 5

Acerca de las recetas

Cada una de estas 115 recetas está diseñada no sólo para mejorar la salud de tu columna vertebral, sino tu salud y bienestar en general. Los he ordenado de acuerdo en ensaladas, sopas, carnes, aves, mariscos y bocadillos. Espero que tanto tú como tu familia y amigos disfrutéis del amor que he puesto en cada receta.

Otra cosa que hay que tener en cuenta es que las recetas se han hecho de una manera especial para cada tipo metabólico. Por eso es importante que las sigas según tu tipo metabólico para mejorar tu salud y tu vida. Hay algunas recetas que tienen información para uno o dos tipos metabólicos. Si faltan los ingredientes y la información de su tipo metabólico, significa que la receta en cuestión no se adapta a su tipo metabólico. Comprueba si se corresponden a tu tipo para evitarla o no. Aunque puedes adaptarla sustituyendo los ingredientes no permitidos por otros que si puedas comer.

Estas recetas no hay que seguirlas al pie de la letra. A medida que te sientas cómodo con tus habilidades culinarias puedes dejar que la creatividad fluya y hacer variaciones únicas de estas recetas.

Ensaladas

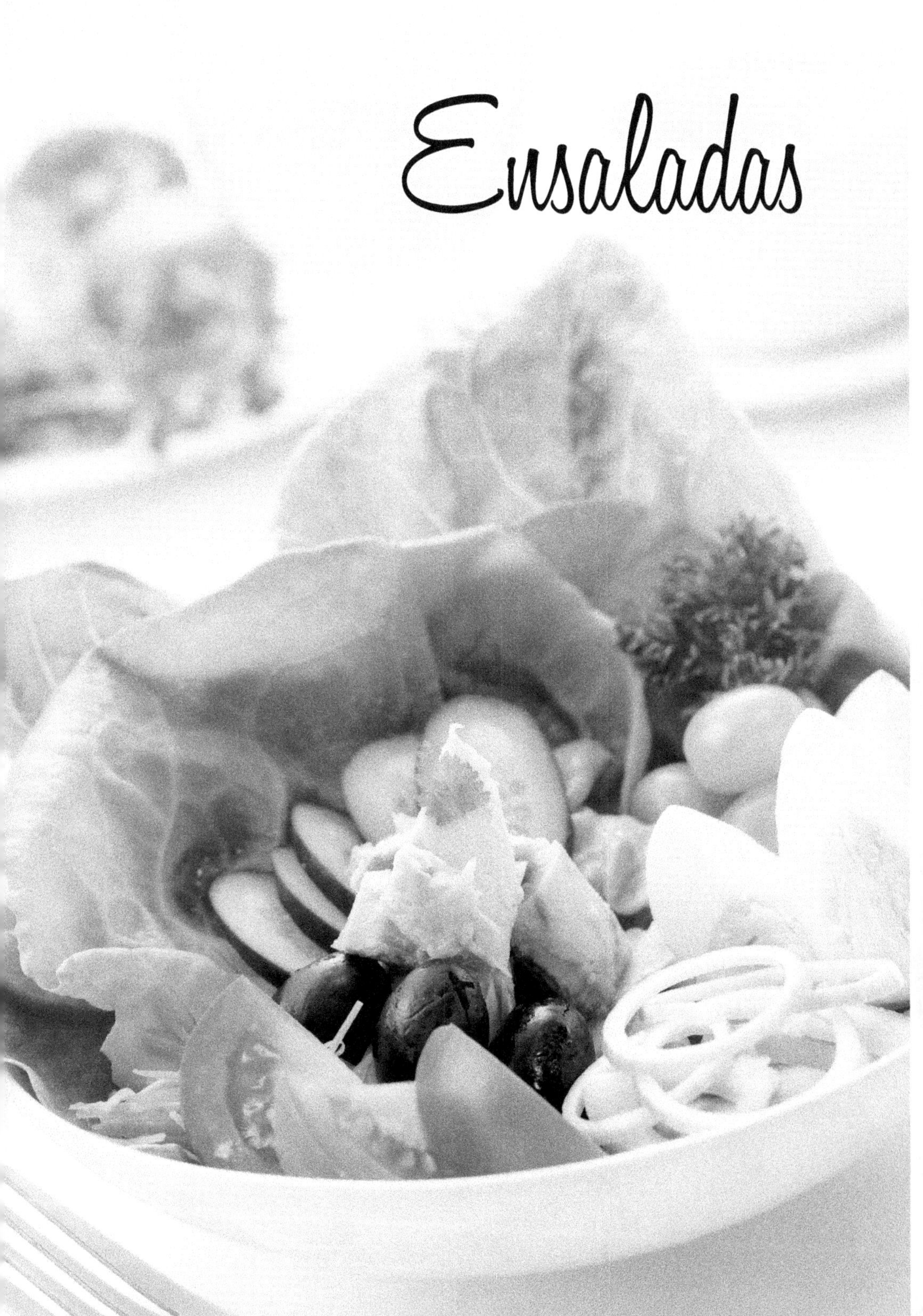

Ensalada de vieira

	Tipo proteico	Tipo mixto	Tipo carbohidrato
Ingredientes	• Zumo de uva • Zumo de naranja natural • Jugo de un limón • 3 tomates cherry cortados por la mitad • 1 rama de cilantro, picada • Sal marina al gusto		
	• 500 g de vieiras • 1/4 cebolla roja, cortada muy fina • 2 aguacates, en dados	• 500 g vieiras o atún • 1/4 cebolla roja, cortada muy fina • 2 aguacates, en dados	• 500 g atún • 1/4 cebolla roja, cortada muy fina • 1 aguacate, en dados • 200 g de espárragos
Preparación	• Llena una olla de agua por la mitad y ponla a cocer a fuego lento. • Mira las vieiras. A veces van a tener un poco de "barbas" pegadas a ellas. Al pelarlos los querrás quitar y tirar. Echa las vieiras al agua hirviendo y déjalo cocer durante 5 minutos. • Mientras tanto, en un tazón grande, mezcla la cebolla, el zumo de limón, el aguacate, el tomate, el cilantro y la sal. • Añade las vieiras. Mézclalo todo. Puede comerse acto seguido o dejar dentro de un recipiente en la nevera hasta que las vieiras se enfríen.		
Valores nutricionales			
Calorias	256	247	234
Grasas	10g	9.2g	8g
Carb	19g	18.4g	16g
Proteínas	24g	23.7g	22.4g
Tiempo de preparación: 15 minutos Comensales: 4			

Ensalada de gambas y aguacate

	Tipo proteico	Tipo mixto	Tipo carbohidrato
Ingredientes	• 50 ml zumo de limón recién exprimido • 150 g cebolleta. cortada muy fina • 150 g de cilantro, cortado muy fina • Sal marina y pimienta negra entera al gusto		
	• 500 g de gambas peladas • 2 aguacates, pelados y cortados • 2 peras medianas, cortadas • 30 ml de aceite virgen extra	• 500 g de gambas peladas y atún • 2 aguacates pelados, cortados • Medio mango, pelado y cortado • 30 ml de aceite de oliva virgen extra	• 500 g atún • 2 aguacates, pelados y cortados • 200 g de espárragos • 2 mangos medianos, pelados y cortados • 15 ml aceite de oliva virgen extra
Preparación	• Prepara la vinagreta a base de zumo de limón y aceite en un bol pequeño. • Sazona al gusto con sal y pimienta y remuévalo. Déjalo reposar. • Mezcla en un bol grande los mangos con los aguacates, la cebolla, el cilantro y las gambas. Remueve la vinagreta y viértela dentro. • Esta ensalada se toma mejor fría, así que no la vas a consumir al momento, déjala que se enfríe hasta el momento de consumirla.		
Valores nutricionales			
Calorias	259	239	231
Grasas	12g	10.6g	9.4g
Carb	27g	25.3g	20g
Proteínas	15g	14.6g	14.2g
Tiempo de preparación: 15 minutos Comensales: 4			

Ensalada de pescado con aguacate y bacon

	Tipo proteico	Tipo mixto	Tipo carbohidrato
Ingredientes	• 30 g de eneldo muy picado • 15 ml de aceite de oliva • Sal marina y pimienta • Aceite para cocinar		
	• 450 g de filete de salmón • 250 g bacon ahumado en tacos • ¼ cup cebolla roja picada • 1 aguacate mediano cortado en trozos pequeños y pelado	• 450 g de filete de atún • 125 g bacon ahumado en tacos • 60 g cebolla roja picada • 1 aguacate mediano cortado en trozos pequeños y pelado	• 450 g de filete de atún • 125 g bacon ahumado en tacos • 60 g cebolla roja picada • 1 aguacate mediano cortado en trozos pequeños y pelado • 1 espárrago fresco
Preparación	• Calienta la sartén a una temperatura alta durante 2 minutos. • Extiende aceite por el atún o el salmón y sazónalo ligeramente con sal y pimienta • Colócalo en la sartén cuando esté caliente y dóralo por fuera durante 3 minutos por cada lado. • Una vez estén fríos el atún o el salmón córtalos de forma muy fina. • Mézclalo con los otros ingredientes. • Sírvelo solo o acompañado de verduras.		
Valores nutricionales			
Calorias	187	171	165
Grasas	13	11g	9.6
Carb	14g	11 g	8 g
Proteínas	16g	15.2g	14g
Tiempo de preparación: 10 minutos Comensales: 4			

Ensalada de arándanos y atún

	Tipo proteico	Tipo mixto	Tipo carbohidrato
Ingredientes	• 350 g de atún en lata • 125 g de mayonesa o más, al gusto		
	• 3 tallos de apio muy picados • 60 g de cebolla muy picada • 125 g de arándanos disecados	• 2 tallos de apio muy picados • 60 g de cebolla muy picada • 125 g de arándanos disecados	• 1 tallo de apio muy picado • 125 g de cebolla muy picada • 125 g de pepino muy picado • 125 g de arándanos disecados
Preparación	• Mezcla todos los ingredientes en un bol. • Sírvelo frío o a temperatura ambiente		
Valores nutricionales			
Calorias	353	337	324
Grasas	20g	18.9g	17g
Carb	8g	6.9g	5.7g
Proteínas	33g	33g	32.4g
Tiempo de preparación: 10 minutos Comensales: 2			

Ensalada de pollo tahini

	Tipo proteico	Tipo mixto	Tipo carbohidrato
Ingredientes	• 75 ml de aceite de oliva virgin extra extra • 30 g de tahini • 30 ml de vinagre de sherry • semillas de sésamo para decorar		
	• 900 g de muslo de pollo cortado en cachitos • 125 g de perejil picado • 4 zanahorias ralladas • 4 rábanos picados	• 900 g de muslo de pollo cortado en cachitos • 125 g de perejil picado • 3 zanahorias ralladas • 6 rábanos picados	• 900 g de muslo de pollo cortado en cachitos • 250 g de perejil picado • 2 zanahorias ralladas • 8 rábanos picados
Preparación	• Sazona el pollo ligeramente con sal y pimiento y mézclalo con 30 ml de aceite de oliva • Encience el horno, ponlo a una temperature alta y deja que el pollo se cocine durante diez minutos. Muévelo una o dos veces. Déjalo enfriar un poco. • Mezcla el aceite sobrante con tahini y vinagre. • En un bol grande, mezcla el pollo con las zanahorias, el rábano y el puerro. • Vierte el aderezo, remuévelo bien y decóralo con sésamo. • Sírvelo frío o a temperatura ambiente.		
Valores nutricionales			
Calorias	600	532	468
Grasas	38,9g	25g	18g
Carb	7g	5,7g	4g
Proteínas	67g	63,5g	58g
Tiempo de preparación: 20 minutos Comensales: 4			

Ensalada de pollo al melocotón

	Tipo proteico	Tipo mixto	Tipo carbohidrato
Ingredientes	• 1 melocotón o nectarina grande, cortado muy fino (no hace falta pelarlo) • Almendras picadas • 15 ml de vinagre de mazana sin refinar • 30 ml zumo de naranja recién exprimido • 15 a 30 g de curry en polvo • 30 g de clavo molido • Decoración: hojas enteras de lechuga		
	• 600 g muslo de pollo de corral • 250 g de apio muy picado • 3 cucharadas de mayonesa • 2 cucharadas de perejil fresco picado	• 600 g muslo de pollo de corral • 125 g de apio muy picado • 3 cucharadas de mayonesa • 2 cucharadas de perejil fresco picado	• 600 g muslo de pollo de corral • 125 g de pepino muy picado • 1 cucharadas y media de mayonesa • 175 g perejil fresco picado
Preparación	• Mezcla los melocotones, el pollo, el apio y las almendras. • Mezcla los ingredientes del aderezo y viértelos sobre el pollo. • Vierte el aderezo hasta cubrirlo todo. • Sírvelo de inmediato sobre las hojas de lechuga, o déjelo enfriar en el frigorífico.		
Valores nutricionales			
Calorias	115	109	105
Grasas	1g	0,7g	0,3g
Carb	28,3g	25,6g	23g
Proteínas	2,9g	2,2g	1,5g
Tiempo de preparación: 20 minutos Comensales: 2			

Ensalada de brócoli y bacon

	Tipo proteico	Tipo mixto	Tipo carbohidrato
Ingredientes	• 45 ml de miel natural o jarabe de arce puro o de coco / azúcar de palma • 45 ml de vinagre de sidra sin filtrar • 250 g de almendras o nueces picadas en trozos grandes • 125 g de uvas pasa o frutas secas • Ó 1 250 g de un surtido de fruta fresca: uvas, cerezas, arándanos, o manzanas (opcional) picados		
	• 250 g de mayonesa • 15 lonchas de bacon cocido o tocino cortado o desmenuzado en pequeños trozos. • 2 brócolis frescos y grandes, cortar al gusto • 1 coliflor fresca y grande, cortar al gusto	• 250 g de mayonesa • 10 lonchas de bacon cocido o tocino cortado o desmenuzado en pequeños trozos. • 3 brócolis frescos y grandes, cortar al gusto	• 125 g de mayonesa • 10 lonchas de bacon cocido o tocino cortado o desmenuzado en pequeños trozos. • 3 brócolis frescos y grandes, cortar al gusto
Preparación	• Mezcla bien la mayonesa y la miel o el jarabe de arce en un bol grande (dale un sabor agridulce con el vinagre de manzana). • Agrega el bacon, el brócoli, la coliflor, las nueces y los frutos secos y mézclalo hasta que todo se distribuya uniformemente, añade el aderezo hasta cubrirlo todo. • Si lo dejas marinar en el frigorífico o en hielo por lo menos un par de horas, sabrá mejor.		
Valores nutricionales			
Calorias	187	172	155
Grasas	8g	6,8g	5g
Carb	5g	4,1g	3,4g
Proteínas	7g	5,2g	4g
Tiempo de preparación: 10 minutos Comensales: 4-6			

Ensalada de filete al chimichurri

<table>
<tr><th></th><th>Tipo proteico</th><th>Tipo mixto</th><th>Tipo carbohidrato</th></tr>
<tr><td rowspan="2">Ingredientes</td><td colspan="3">• 60 ml de vinagre de jerez o vinagre de vino tinto
• 2 dientes de ajo, pelados
• 60 g de pimienta roja
• 15 g de hojas de orégano secas o 60 g de orégano fresco
• 450 g de filetes
• 3 grandes puñados de verduras para ensalada</td></tr>
<tr><td>• 175 ml de aceite de oliva virgen extra
• 1 rama de perejil fresco</td><td>• 175 ml de aceite de oliva virgen extra
• 1 rama de perejil fresco</td><td>• 175 ml de aceite de oliva virgen extra
• 1 rama de perejil fresco</td></tr>
<tr><td>Preparación</td><td colspan="3">• Calienta la parrilla a fuego medio-alto.
• Mezcla aceite de oliva, vinagre, clavo, pimiento rojo y orégano con la batidora y, a continuación, añade un pequeño puñado de perejil
• Utiliza una espátula de goma, cuchara o un cuchillo de mantequilla para soltar y remover las hojas, así la salsa será más fácil de mezclar. Continúa mezclándolo hasta que quede suave.
• Añade una pizca de sal si es necesario.
• Añade un poco de sal y pimienta a la carne. Pon a la parrilla el filete durante seis minutos por cada lado a fuego medio. Déjalo reposar durante 5 minutos antes de cortar la carne y mezclarla con las hijas de la ensalada.
• Rocía la salsa chimichurri sobre la ensalada.</td></tr>
<tr><td colspan="4">Valores nutricionales</td></tr>
<tr><td>Calorias</td><td>79</td><td>75</td><td>79</td></tr>
<tr><td>Grasas</td><td>7g</td><td>6.1g</td><td>7g</td></tr>
<tr><td>Carb</td><td>0g</td><td>0g</td><td>0g</td></tr>
<tr><td>Proteínas</td><td>4g</td><td>4g</td><td>4g</td></tr>
<tr><td colspan="4">Tiempo de preparación: 20 minutos Comensales: 3</td></tr>
</table>

Ensalada de lomo de cerdo y vinagreta

	Tipo proteico	Tipo mixto	Tipo carbohidrato
Ingredientes	• 4 dátiles, sin hueso • Cáscara rallada de 1 limón grande • 8 dientes de ajo • 15 ml de vinagre de jerez • 1 bulbo de hinojo • 4 puñados de hojas verdes para ensalada		
	• 250 g de lomo de cerdo • 125 ml de aceite de oliva virgen extra • 2 anchoas	• 250 g de lomo de cerdo • 125 ml de aceite de oliva virgen extra • 2 filetes de anchoa	• 250 g de lomo de cerdo • 60 ml de aceite de oliva virgen extra
Preparación	• Corta el lomo de cerdo en rodajas de no más de 2,5 cm de grosor. Sazónalo ligeramente con sal y pimienta y déjalo reposar. • En una batidora o licuadora, bate los dátiles, las anchoas, la ralladura de limón, los dientes de ajo, el aceite de oliva y el vinagre hasta que se queden lo más mezclado posible. La vinagreta tendrá un espesor y una textura gruesa. • Quita el tallo y hojas del hinojo y corta el bulbo por la mitad, quita el núcleo interior. Y corta cada mitad en tiras muy finas. • Calienta unas cucharadas de aceite de oliva en una sartén a fuego medio. Añade el hinojo y saltéalos hasta que estén ligeramente dorados durante unos 3 minutos hasta que el hinojo esté crujiente, si quieres suavizar la textura y hacer que el sabor sea más suave déjalo en el fuego durante más tiempo. • Pon la carne de cerdo en la sartén y en cuanto se dore una de las partes del filete, extiende una cucharadita de la vinagreta sobre cada pieza. • Voltea los medallones de cerdo después de 3 minutos y cocínalos durante un par de minutos más, hasta que esté dorado por fuera y rosa por dentro • Mezcla las hojas de la ensalada con la vinagreta restante y divídelo todo en dos platos • Decora la parte superior con cerdo e hinojo		
Valores nutricionales			
Calorias	702	687	653
Grasas	43g	38g	33,2g
Carb	45g	45g	41g
Proteínas	39g	39g	37g
Tiempo de preparación: 20 minutos Comensales: 2			

Ensalada de huevos benedict

	Tipo proteico	Tipo mixto	Tipo carbohidrato
Ingredientes	• 4 huevos más 2 yemas de huevo • 15 ml de vinagre • 45 ml de zumo de limón recién exprimido • 15 ml de mostaza de Dijon • Un puñado de sal marina • 210 g de espinaca cruda o rúcula		
	• 8 lonchas de bacon o prosciutto • 125 g de mantequilla sin sal orgánica derretida • 30 g cebolla roja muy picada	• 8 lonchas de bacon o prosciutto • 125 g de mantequilla sin sal orgánica derretida • 30 g cebolla roja muy picada	• 8 lonchas de bacon o prosciutto • 125 g de mantequilla sin sal orgánica derretida • 30 g cebolla roja muy picada
Preparación	• Si utilizas bacon, cocínalo usando tu método preferido y córtalo en pedazos cuando se enfríe. • Si utilizas prosciutto, rómpelo en tiras y saltéalo en una sartén caliente durante varios minutos hasta dejarlo crujiente. Déjalo enfriar. • Llena una olla o cacerola con 10 ml de agua y añade el vinagre. • Ponlo a fuego lento. Rompe 1 huevo en una taza de café y después vierte suavemente el huevo en el agua. • Repite el proceso con los tres huevos restantes de manera uniforme en la cacerola. • Mantenga el agua a fuego lento, sin que llegue a hervir, hasta que las claras estén duras, durante aproximadamente 2 minutos. • Saca los huevos con una cuchara y ponlos en un plato.		
Valores nutricionales			
Calorias	335	304	296
Grasas	19,5 gr	17,8g	14,2g
Carb	35g	30,1g	26,8g
Proteínas	45g	43g	42,3g
Tiempo de preparación: 20 minutos Comensales: 4			

Ensalada de bacon y huevo

	Tipo proteico	Tipo mixto	Tipo carbohidrato
Ingredientes	• 1 cabeza pequeña de col frisada • 3 cabezas pequeñas de lechuga romana • 1 chalote, picado muy fino • 45 ml de vinagre de jerez • 15 ml de mostaza		
	• 125 g de bacon o panceta cortado en pequeños trozos • 4 huevos	• 60 g de bacon o panceta cortado en pequeños trozos • 4 huevos	• 60 g de jamón de York cortado en pequeños trozos • 2 huevos
Preparación	• La lechuga frisada es la verdura más utilizada, pero si no te gusta, puedes sustituirla por espinacas frescas o rúcula. • Corta la lechuga frisada y la romana en trozos pequeños y mézclalo todo en un tazón. • Saltea el tocino / jamón hasta que esté crujiente. • Mantén el fuego a una temperatura media y añade la chalota. Déjalo ahí durante unos minutos. Después añade el vinagre y la mostaza. • Saltéalos durante unos 20 segundos y luego retíralo del fuego y viértelo sobre la lechuga. • La ensalada se puede servir ya sea con huevos escalfados o fritos. Para freírlos solo tienes que calentar el aceite o la mantequilla en una sartén y cocinar los huevos hasta que queden a tu gusto. • Para escalfarlos llena una olla pequeña con agua y llévala a ebullición. Rompe el huevo en un tazón o taza, y luego échalo con cuidado en el agua. Deje que el huevo se cueza durante varios minutos hasta que la clara del huevo se ponga dura y la yema esté hecha.		
Valores nutricionales			
Calorias	306	306	291
Grasas	18,9g	18,9g	16,7g
Carb	14,6g	14,6g	12,3g
Proteínas	19,4g	19,4g	17,9g
Tiempo de preparación: 10 minutos Comensales: 4			

Ensalada de arándanos con vinagreta de bayas

	Tipo proteico	Tipo mixto	Tipo carbohidrato
Ingredientes	• 250 g de arándanos • 50 ml de aceite de nuez • 15 ml de vinagre de vino • 1 cucharada de miel • 60 g de frambuesas • Sal marina al gusto		
	• 4 puñados de espinacas • 2 aguacates cortados en trozos • 250 g de nueces	• 4 puñados de espinacas • 1 aguacate cortado en trozos • 250 g de nueces	• 4 puñados de rúcula • 2 pepinos cortados en trozos • 125 g de nueces
Preparación	• En un tazón grande, mezcla los arándanos, las espinacas / rúcula, las nueces y el aguacate / pepino. • En una licuadora vierte aceite de nuez, vinagre, miel y frambuesas hasta que esté bien mezclado y suave. • Añade sal al gusto. • Vierte el aderezo sobre la ensalada, mézclalo y sírvelo.		
Valores nutricionales			
Calorias	229	229	200
Grasas	22g	22g	18g
Carb	29,4g	29,4g	24,15g
Proteínas	23g	23g	21g
Tiempo de preparación: 15 minutos Comensales: 2			

Ensalada de col rizada con aguacate y avellanas

<table>
<tr><th></th><th>Tipo proteico</th><th>Tipo mixto</th><th>Tipo carbohidrato</th></tr>
<tr><td rowspan="2">Ingredientes</td><td colspan="3">• Zumo de media naranja (aproximadamente 60 ml)
• Jugo de un limón mediano (aproximadamente 30 ml)
• 125 ml de aceite de avellana
• 1 manojo de col rizada
• 125 g de avellanas picadas en trozos grandes
• Sal marina y pimienta al gusto</td></tr>
<tr><td>• 1 lata de sardinas
• 2 aguacates pelados y cortados en trozos</td><td>• 1 lata de sardinas
• 1 aguacates pelados y cortados en trozos</td><td>• 1 lata de atún
• 1 pepino pelado y cortado en trozos</td></tr>
<tr><td>Preparación</td><td colspan="3">• Mezcla los zumos y el aceite en un recipiente.
• Retira el tallo de en medio y córtalo con un cuchillo, después corta también las hojas de la col rizada.
• Mezcla la col rizada, el aguacate y la sardina / atún con el aderezo.
• Sazona al gusto con sal y pimienta.
• Espolvorea las avellanas por encima.</td></tr>
<tr><td colspan="4">Valores nutricionales</td></tr>
<tr><td>Calorias</td><td>561</td><td>561</td><td>556</td></tr>
<tr><td>Grasas</td><td>50g</td><td>50g</td><td>47g</td></tr>
<tr><td>Carb</td><td>29g</td><td>29g</td><td>26g</td></tr>
<tr><td>Proteínas</td><td>9g</td><td>9g</td><td>9g</td></tr>
<tr><td colspan="4">Tiempo de preparación: 15 minutos Comensales: 4</td></tr>
</table>

Ensalada de berenjenas e hinojo

	Tipo proteico	Tipo mixto	Tipo carbohidrato
Ingredientes	• 1 berenjena grande • 1 bulbo de hinojo, cortado en rodajas muy finas • 30 ml de vinagre de jerez • 1-2 dientes de ajo, muy picados • 1 cucharadita de pimentón • 1 cucharadita de sal • 1-2 cebollas verdes		
	• 60 ml de aceite de oliva virgen extra • 60 g de perejil muy picado	• 60 ml de aceite de oliva virgen extra • 60 g de perejil muy picado	• 30 ml de aceite de oliva virgen • 125 g de perejil muy picado
Preparación	• Corta las berenjenas por la mitad a lo largo, luego corta cada mitad en cuartos. • Colócala en un plato y ponle una tapa encima (otro plato funciona bien), déjala en el microondas durante 6 minutos, hasta que la berenjena esté tierna y sea fácil de perforar con un tenedor. • Corta la berenjena en trozos pequeños y mézclalas en un recipiente con el hinojo. • En un tazón pequeño, mezcla el aceite de oliva, el vinagre, el ajo, el pimentón y la sal. • Viértelo sobre la berenjena. Añade el perejil y la cebolla verde a la taza. Mézclalo bien.		
Valores nutricionales			
Calorias	97	97	98
Grasas	5g	5g	5g
Carb	7g	7g	8g
Proteínas	14g	14g	14g
Tiempo de preparación: 20 minutos Comensales: 2			

Ensalada de algas picantes

<table>
<tr><th></th><th>Tipo proteico</th><th>Tipo mixto</th><th>Tipo carbohidrato</th></tr>
<tr><td rowspan="2">Ingredientes</td><td colspan="3">• 15 g de tamari sin glutén
• 15 g de algas secas o frescas
• 15 ml de vinagre de manzana o vinagre de vino de arroz *
• 15 ml de miel (opcional) *
• 1-3 gotas de salsa picante al gusto (o un poco de ajo dulce o pimentón)</td></tr>
<tr><td>• 2 aguacates
• 4 cucharadas de aceite de sésamo tostado</td><td>• 2 pepinos grandes
• 3 cucharadas de aceite de sésamo tostado</td><td>• 3 pepinos grandes
• 2 cucharaditas de aceite de sésamo tostado</td></tr>
<tr><td>Preparación</td><td colspan="3">• Si las cáscaras de pepino son gruesas pélalos con un pelador de verduras.
• Corta los pepinos / aguacate a lo largo y quita las semillas con una cuchara.
• A continuación, corta los pepinos transversalmente como haciendo una "luna".
• Si utilizas algas frescas, enjuaga bien las algas para quitarle el exceso de sal utilizado durante el embalaje (o arena si son frescas y recién cogidas).
• Si utilizas algas secas, ponlas en remojo para que vuelvan a recuperar su tamaño y ponlas a escurrir.
• Corta con unas tijeras de cocina los pedazos de algas en caso de que sean demasiado grandes.
• Bate el resto de los ingredientes.
• Coloca el pepino / aguacate en un plato llano junto con las algas escurridas; vierte el aderezo.
• Mézclalo hasta cubrirlo todo</td></tr>
<tr><td colspan="4">Valores nutricionales</td></tr>
<tr><td>Calorias</td><td>209</td><td>207,6</td><td>207</td></tr>
<tr><td>Grasas</td><td>3g</td><td>2,8g</td><td>2,6g</td></tr>
<tr><td>Carb</td><td>22g</td><td>22g</td><td>21g</td></tr>
<tr><td>Proteínas</td><td>14g</td><td>14g</td><td>14g</td></tr>
<tr><td colspan="4">Tiempo de preparación: 10 minutos Comensales: 2</td></tr>
</table>

Ensalada egea

<table>
<tr><th></th><th>Tipo proteico</th><th>Tipo mixto</th><th>Tipo carbohidrato</th></tr>
<tr><td rowspan="2">Ingredientes</td><td colspan="3">• 1 tomate mediano, sin semillas y picado
• 80 g de pimiento verde picado
• 8 aceitunas negras sin hueso, cortadas en cuartos
• 50 ml de vinagre de vino tinto
• 15 g de orégano fresco picado
• Sal y pimienta al gusto</td></tr>
<tr><td>• 100 ml de aceite de oliva virgen extra
• 2 pepinos, pelados, sin semillas y cortados en cubitos
• 500 g de coliflor
• 4 filetes de anchoas, picadas
• 45 g de queso feta</td><td>• 60 ml de aceite de oliva virgen extra
• 3 pepinos medianos, pelados, sin semillas y cortados en cubitos
• 45 g de queso feta</td><td>• 2 ½ cucharadas de aceite extra virgen
• 4 pepinos medianos, pelados, sin semillas y cortados en cubitos
• 45 g de queso feta</td></tr>
<tr><td>Preparación</td><td colspan="3">• Mezcla el pepino en cubitos, el tomate picado, el pimiento verde, las aceitunas negras y las cebolletas en rodajas. Mézclalas bien y ponlas en un recipiente para servir.
• Desmenuza el queso feta por encima. Rocía el vinagre y el aceite de oliva sobre la ensalada.
• Sazónalo con orégano, sal y pimienta.
• Mézclalo en la mesa justo antes de servirlo</td></tr>
<tr><td colspan="4">Valores nutricionales</td></tr>
<tr><td>Calorias</td><td>173</td><td>145</td><td>100</td></tr>
<tr><td>Grasas</td><td>14g</td><td>12g</td><td>7g</td></tr>
<tr><td>Carb</td><td>10g</td><td>8g</td><td>9g</td></tr>
<tr><td>Proteínas</td><td>5g</td><td>3g</td><td>3g</td></tr>
<tr><td colspan="4">Tiempo de preparación: 5 minutos Comensales: 4</td></tr>
</table>

Ensalada de jardín

<table>
<tr><th></th><th>Tipo proteico</th><th>Tipo mixto</th><th>Tipo carbohidrato</th></tr>
<tr><td rowspan="2">Ingredientes</td><td colspan="3">• 175 g de perejil picado
• 2 ramitas de mejorana fresca o 1 cucharadita de mejorana seca
• 1 chalota mediana, picada muy fina
• 1 paquete de 30 g de rúcula
• 4 rábanos picados
• 2 pizcas de pimienta negra
• ½ cucharadita de salsa de soja sin gluten</td></tr>
<tr><td>• 750 g de coliflor
• 250 g de brócoli
• 90 g de semillas tostadas
• 30 ml de aceite de oliva virgen extra</td><td>• 30 ml de aceite de oliva virgen extra
• 500 g de brócoli
• 205 g de coliflor
• 30 g de semillas tostadas</td><td>• 500 g de brócoli
• 250 g de tallos de brócoli, pelados y cortados en trozos
• 375 g de perejil 15 ml de aceite de oliva virgen extra
• 15 g de semillas tostadas</td></tr>
<tr><td>Preparación</td><td colspan="3">• Corta el brócoli / la coliflor en trozos grandes.
• Júntalo con la mezcla de perejil, mejorana, chalotes, coles, rábanos y semillas en una ensaladera grande.
• Rocía sobre ella el aceite y la salsa de soja y sazónalo con pimienta.
• Mézclalo y sírvelo.</td></tr>
<tr><td colspan="4">Valores nutricionales</td></tr>
<tr><td>Calorias</td><td>118</td><td>89</td><td>75</td></tr>
<tr><td>Grasas</td><td>10g</td><td>7g</td><td>5g</td></tr>
<tr><td>Carb</td><td>6g</td><td>6g</td><td>7g</td></tr>
<tr><td>Proteínas</td><td>3g</td><td>3g</td><td>3g</td></tr>
<tr><td colspan="4">Tiempo de preparación: 10 minutos Comensales: 4</td></tr>
</table>

Ensalada mixta con crema de berenjena

	Tipo proteico	Tipo mixto	Tipo carbohidrato
Ingredientes	• 225 g de berenjenas medianas • 1 cucharadita de sal marina • ½ cucharadita de pastilla de caldo de pollo u hojas de tomillo • ½ cucharadita de albahaca u orégano seco • 30 g de alcaparras, escurridas		
	• 1 pepino mediano, triturado • 1 kg de espinacas • 60 g de semillas tostadas para aderezo de ensaladas • 125 g de pavo cocido (carne oscura)	• 1 pepino mediano, triturado • 1 hoja de lechuga grande • 60 g de semillas tostadas para aderezo de ensaladas • 125 gr de pavo cocido (carne oscura o ligera)	• 2 pepinos medianos, triturados • 1 hoja de lechuga grande • 15 g de semillas tostadas para aderezo de ensaladas • 25 g de trozos medianos de pavo cocido(carne magra)
Preparación	• Enciende el fuego. Corta las berenjenas en rodajas de 1 cm. Coloca las rodajas como si fueran galletas y sazónalas con sal, condimento para aves y albahaca. • Déjalo en la parrilla durante aproximadamente 3-4 minutos hasta que se empiecen a dorar cada una de las partes de la berenjena. Retíralo del fuego. • Mientras tanto, lava la lechuga / espinacas en un bol grande. Añade el pepino junto con los cubos de pavo a la ensalada. Corta las berenjenas en trozos y añádelas junto con las alcaparras a la ensalada. • Vierte el aderezo sobre la ensalada y remuévelo.		
Valores nutricionales			
Calorias	279	209	134
Grasas	15g	10g	4g
Carb	13g	18g	13g
Proteínas	221g	18g	13g
Tiempo de preparación: 15 minutos Comensales: 2			

Ensalada francesa de brunch

<table>
<tr><th></th><th>Tipo proteico</th><th>Tipo mixto</th><th>Tipo carbohidrato</th></tr>
<tr><td rowspan="2">Ingredientes</td><td colspan="3">• 1 cebolla normal o una cebolla verde mediana, cortada en rodajas
• 15 ml de aceite de oliva virgen extra
• 30 g de mostaza de Dijon
• 1 cucharadita de sal
• Pimienta negra molida</td></tr>
<tr><td>• 8 tiras de bacon de pavo, cortado en trozos pequeños
• Salsa holandesa caliente (15 ml por persona como sustituto de la vinagreta)
• 1 lechuga frisada o una lechuga escarola
• 1 manojo de espinacas</td><td>• 6 huevos
• 30 ml de vinagre de manzana
• 2 cogollos de lechuga frisada o de lechuga escarola</td><td>• 30 ml de zumo de limón, recién exprimido
• 4 huevos
• 2 cogollos de lechuga frisada o de lechuga escarola</td></tr>
<tr><td>Preparación</td><td colspan="3">• Lava, escurre y coloca la lechuga en un bol grande.
• Fríe el bacon de pavo en una sartén a fuego medio hasta que estén crujientes. Retíralo y espolvoréalo sobre la verdura.
• Agrega la cebolla a la sartén y saltea las rodajas durante 1 minuto. Retírala del fuego.
• Bate el aceite de oliva, vinagre / jugo de limón / salsa holandesa, la mostaza, la sal y la pimienta. Viértela sobre la verdura y mézclalo.
• Calienta dos dedos de agua en una olla hasta que llegue al punto de ebullición. Añade una pizca de vinagre y reducir a medio-bajo. Rompe los huevos, uno a uno en una taza pequeña y, a continuación, vierte los huevos en agua hirviendo con mucho cuidado. Déjalos cocer durante 3-4 minutos.
• Divide la ensalada en platos individuales. Retira los huevos escalfados con una espumadera y colócalos encima de cada porción de verdura.</td></tr>
<tr><td colspan="4">Valores nutricionales</td></tr>
<tr><td>Calorias</td><td>243</td><td>192</td><td>156</td></tr>
<tr><td>Grasas</td><td>16g</td><td>14g</td><td>11g</td></tr>
<tr><td>Carb</td><td>6g</td><td>4g</td><td>4g</td></tr>
<tr><td>Proteínas</td><td>20g</td><td>13g</td><td>10g</td></tr>
<tr><td colspan="4">Tiempo de preparación: 15 minutos Comensales: 4</td></tr>
</table>

Pepinos griegos

	Tipo proteico	Tipo mixto	Tipo carbohidrato
Ingredientes	• ½ cucharadita de sal marina • ½ cucharadita de semilla de apio • 2 dientes de ajo picados • Perejil o eneldo para decorar • 1 cucharadita de vinagre de vino tinto		
	• 650 g de coliflor • 65 g de crema agria • 65 g de yogur natural	• 2 pepinos medianos • 65 g de crema agria • 65 g de yogur natural	• 3 pepinos medianos • 175 g de yogur bajo en grasa
Preparación	• Corta, pela y quítale las semillas a los pepinos y ponlos en un recipiente para servir. • Añade sal, semillas de apio, crema agria, yogur, vinagre y ajo picado. Mézclalo bien. • Echa el aderezo y decóralo con perejil o eneldo. • Sírvelo inmediatamente.		
Valores nutricionales			
Calorias	164	143	68
Grasas	6g	5g	1g
Carb	23g	16g	10g
Proteínas	9g	6g	4g
Tiempo de preparación: 10 minutos Comensales: 2			

Grilled Ratatouille Salad

	Tipo proteico	Tipo mixto	Tipo carbohidrato
Ingredientes	• 225 g de berenjena, cortada en rodajas de 1 cm. • 110 g de calabacín, cortado en rodajas de 1 cm • 110 g de calabaza amarilla, cortada en cuartos • 1 pimiento rojo mediano, sin semillas y cortados en cuartos • 1 cebolla roja pequeña, cortada en anillos • 125 g de tomates, cortados por la mitad • 4 dientes de ajo enteros		
	• 60 ml de aceite de oliva virgen extra • Lata de 120 g de aceitunas negras, escurridas • 8 champiñones portobello medianos, cortados por la mitad	• 60 ml de aceite de oliva virgen extra • Lata de 120 g de aceitunas negras, escurridas • 4 champiñones portobello medianos	• 30 ml de aceite de oliva virgen extra • 2 aceitunas negras por porción • 4 champiñones portobello medianos
Preparación	• Enjuaga la berenjena, el calabacín, la calabaza amarilla, los pimientos, los aros de cebolla, los tomates y las setas con el aceite de oliva. • Coloca las verduras sobre una parrilla de gas, carbón o en el horno durante 3-5 minutos por cada lado hasta que estén blandas y parcialmente tostadas. • Deja que se enfríen un poco y córtalas en trozos grandes para colocarlas posteriormente en un plato grande o en una taza poco profunda. • Corta el ajo y las aceitunas a lo largo en rodajas y luego en tiras. Mézclala con el de orégano y espolvoréalo sobre la ensalada. • Servir frío o a temperatura ambiente.		
Valores nutricionales			
Calorias	295	256	204
Grasas	22g	17g	11g
Carb	24g	24g	26g
Proteínas	7g	7g	7g
Tiempo de preparación: 20 minutos Comensales: 4			

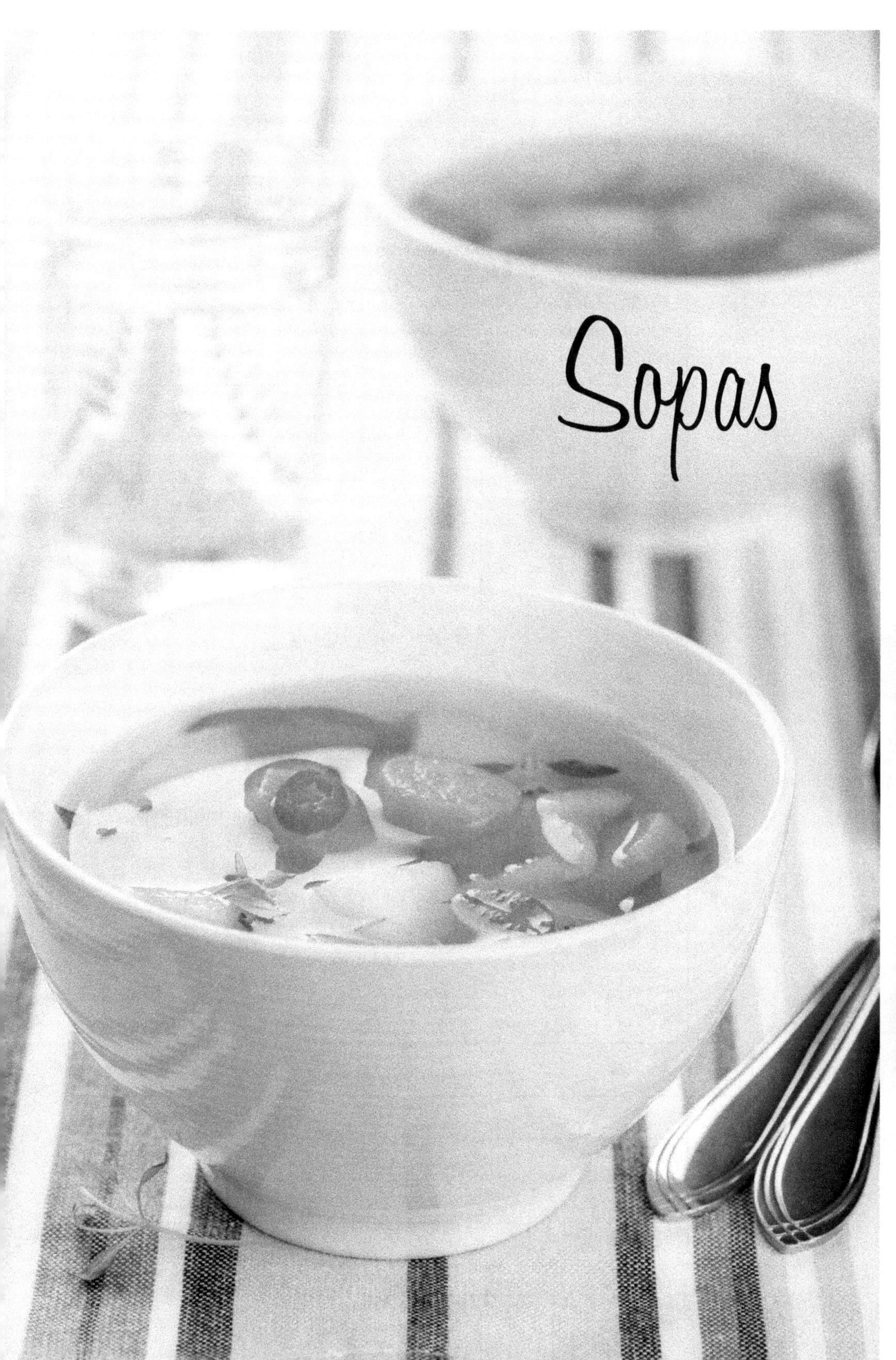

Sopas

Sopa Thai de verduras

	Tipo proteico	Tipo mixto	Tipo carbohidrato
Ingredientes	• 250 ml de caldo orgánico de verduras del pacífico • 15 g de jengibre fresco, picado • 30 ml de zumo de limón recién exprimido • Una pizca de sal • 125 g de cilantro, picado		
	• 2 cucharadas de aceite de oliva virgen extra • ½ cebolla, muy picada • 750 g de setas shiitake cortadas en rodajas, corta la parte inferior de los tallos • 250 ml de leche de coco • ½ cabeza de brócoli, cortada y picada • ½ coliflor, cortada y picada	• 2 cucharadas de aceite de oliva virgen extra • 1 cebolla, muy picada • 500 g de setas shiitake cortadas en rodajas, corta la parte inferior de los tallos • 250 ml de leche de coco • 1 cabeza de brócoli, cortada y picada	• 1 cucharada de aceite de oliva virgen extra • 1 cebolla, muy picada • 250 g de setas shiitake cortadas en rodajas, corta la parte inferior de los tallos • 125 ml de leche de coco • 1 cabeza de brócoli, cortada y picada
Preparación	• Calienta el aceite en una sartén a fuego medio • Agrega la cebolla, muévelo frecuentemente hasta que esté blanda, durante unos 10 minutos • Agrega los champiñones y saltéalos durante 5 minutos • Agrega el caldo y la leche de coco y ponlo a fuego lento • Reduce el fuego a una temperatura media, añádele el brócoli y el jengibre y cocínalo hasta que el brócoli se ponga verde brillante, durante unos 3-5 minutos • Échale el zumo de limón y la sal • Pon la sopa en unos tazones y decóralo con cilantro		
Valores nutricionales			
Calorias	110	109	107
Grasas	2g	1,8g	1,3g
Carb	23g	21g	18g
Proteínas	4g	3,8g	3,1g
Tiempo de preparación: 25 minutos Comensales: 4			

Crema de Sauerkraut y sopa de salchichas

	Tipo proteico	Tipo mixto	Tipo carbohidrato
Ingredientes	• 250 g de col fermentada, enjuagada y escurrida • 185 ml de vino blanco seco • 625 ml de caldo de pollo • 60 ml de crema de leche • 30 g de mostaza de Dijon		
	• 225 g de cordero o salchicha de cerdo, cortada • 60 g de mantequilla • 65 g de cebolla blanca, picada	• 225 g de cordero o salchicha de cerdo, cortada • 60 g de mantequilla • 65 g de cebolla blanca, picada	• 225 g de salchicha de cerdo, en rodajas • 30 g de mantequilla • 125 g de cebolla blanca, picada
Preparación	• En una olla profunda derrite 1 cucharada de mantequilla orgánica a fuego lento y deja cocinar la salchicha hasta que se dore. Retira la salchicha de la olla y déjala a un lado. • Agrega el resto de la mantequilla y la cebolla y cocínala hasta que estén blandas. • Añade el chucrut y el vino y déjala hirviendo durante cinco minutos. • Baja el fuego rápidamente y agrega el caldo. Cocínalo a fuego lento sin tapar durante 10 minutos. • Retíralo del fuego y mezcla la crema de leche y la mostaza. Haz la sopa un puré con una batidora hasta que quede suave y cremoso. • Vuelve a echar la sopa en la olla y añádele la salchicha. • Sazónalo con sal y pimienta.		
Valores nutricionales			
Calorias	472	473	462
Grasas	30g	30,5g	26g
Carb	16g	16,2g	15,1g
Proteínas	19g	19g	18,7g
Tiempo de preparación: 15 minutos Comensales: 4			

Sopa de miso con huevos cocidos/escalfados

	Tipo proteico	Tipo mixto	Tipo carbohidrato
Ingredientes	• 4 huevos grandes • 125 g de carne magra de cerdo picada • 60 g de pasta de miso • 60 g de cebolla picada verde		
	• 250 g de champiñones cortados • 750 ml de caldo de sopa Hoshishiitake Dashi	• 125 g de champiñones cortados • 750 ml de caldo de sopa Hoshishiitake Dashi	• ½ chirivía cortada en rodajas • 750 ml de caldo de sopa Kombu Dashi
Preparación	• Pon el caldo de sopa Dashi en una olla y ponlo a hervir. • Sofríe la carne picada de cerdo magra. • Corta la carne en trozos pequeños y añádelos a la sopa. Cocina a fuego lento el tofu durante unos minutos. • Saca un poco del caldo de la sopa de la olla y disuelve en ella el miso. • Vuelve a echar esta mezcla de sopa y miso en la olla. Mueve la sopa suavemente. • Para el fuego y añade la cebolla verde picada.		
Valores nutricionales			
Calorias	235	228	221
Grasas	6g	5,4g	5g
Carb	8g	7,4g	7,2g
Proteínas	9g	8,7g	9,2g
Tiempo de preparación: 15 minutos Comensales: 4			

Sopa de pollo

<table>
<tr><th></th><th>Tipo proteico</th><th>Tipo mixto</th><th>Tipo carbohidrato</th></tr>
<tr><td rowspan="2">Ingredientes</td><td colspan="3">• 10 pares de patas de pollo de corral, córtalas y quítales la punta
• 1 hueso de pollo de corral entero
• 250 g de castañas
• 8 dátiles enteros
• 5 dientes de ajo
• Sal marina al gusto</td></tr>
<tr><td>• 8 champiñones frescos, mojados</td><td>• 5 champiñones frescos, mojados</td><td>• ½ chirivía en rodajas</td></tr>
<tr><td>Preparación</td><td colspan="3">• Arregla las patas de pollo de corral. Quítales el pellejo exterior amarillo en caso de que tenga.
• Córtalos y quítale las puntas.
• En una olla con agua hirviendo, coloca el pollo de corral y los huesos de pollo durante unos 5 minutos hasta que queden blancas. Lávalo y escúrrelo.
• En una olla, echa las patas de pollo de corral blanqueadas, el pollo de corral, el hueso, los cacahuetes, los dátiles rojos, ajo y agua. Una vez empiece a hervir, reduce el fuego a fuego lento (dejando una abertura en la tapadera para que entre un poco de aire) y déjalo durante 2 horas aproximadamente.
• Sazónalo con sal al gusto</td></tr>
<tr><td colspan="4">Valores nutricionales</td></tr>
<tr><td>Calorias</td><td>98</td><td>95</td><td>95</td></tr>
<tr><td>Grasas</td><td>5g</td><td>4,8g</td><td>4,8g</td></tr>
<tr><td>Carb</td><td>9g</td><td>8,7g</td><td>8,7g</td></tr>
<tr><td>Proteínas</td><td>3g</td><td>2,7g</td><td>2,7g</td></tr>
<tr><td colspan="4">Tiempo de preparación: 30 minutos Comensales: 4</td></tr>
</table>

Sopa de pollo con leche de coco

<table>
<tr><th></th><th>Tipo proteico</th><th>Tipo mixto</th><th>Tipo carbohidrato</th></tr>
<tr><td rowspan="2">Ingredientes</td><td colspan="3">• 750 ml de caldo de pollo
• Zumo de 1 limón o 2 limones
• 30 g de jengibre fresco, pelado y rallado o picado
• Hierba de limón (opcional)
• ⅛ - ½ cucharadita de curry tailandés, un toque de salsa picante o ½ cucharadita de pimentón
• Hojas de pimiento
• 4 hojas de albahaca fresca, picada o 1 cucharadita de albahaca seca</td></tr>
<tr><td>• 1 lata de leche de coco
• 2 zanahorias, cortadas muy finas
• 1 cabeza de coliflor, cortada en trozos pequeños
• 500 g de muslo de pollo de corral, cocidos o crudos, cortados en dados o en pequeñas tiras</td><td>• 1 lata de leche de coco
• 2 zanahorias, cortadas muy finas
• 1 cabeza de coliflor, cortada en trozos pequeños
• 500 g de muslo de pollo de corral, cocidos o crudos, cortados en dados o en pequeñas tiras</td><td>• ½ lata de leche de Coco
• 4 rábanos en rodajas finas
• 1 cabeza de brócoli, cortada en trozos pequeños
• 500 g de pechuga de pollo, cocidos o crudos, cortados en dados o en pequeñas tiras</td></tr>
<tr><td>Preparación</td><td colspan="3">• Mezcla la leche de coco, el caldo de pollo de corral, el limón o su jugo, el jengibre, la hierba de limón (si se utiliza), la zanahoria o el rábano y el curry tailandés u otro.
• Eche en una olla de 2 a 4 dedos de la mezcla y cámbialo de fuego lento a medio y posteriormente a alto.
• Cuando las zanahorias o rábanos estén medio cocidos, añade la coliflor o
• El brócoli y bájalo a fuego medio, hasta que las verduras estén casi cocidas durante aproximadamente 5-8 minutos.
• Añade la carne de pollo de corral y cocínalo a fuego lento unos minutos más.
• Agrega las hojas de albahaca picadas y sazónalo con sal y con especias más picantes al gusto.
• Retire los tallos de hierba de limón, y sírvelo en un plato
• Adórnalo con hojas de albahaca fresca</td></tr>
<tr><td colspan="4">Valores nutricionales</td></tr>
<tr><td>Calorias</td><td>348</td><td>346</td><td>332</td></tr>
<tr><td>Grasas</td><td>20,7g</td><td>19,4g</td><td>18,1g</td></tr>
<tr><td>Carb</td><td>9,9g</td><td>9,2g</td><td>8,4g</td></tr>
<tr><td>Proteínas</td><td>25.3g</td><td>24,8g</td><td>22,1g</td></tr>
<tr><td colspan="4">Tiempo de preparación: 15 minutos Comensales: 4</td></tr>
</table>

Sopa de pollo y huevo

	Tipo proteico	Tipo mixto	Tipo carbohidrato
Ingredientes	• 1 litro de caldo de pollo de corral • 3 cebollas medianas en rodajas • Sal marina al gusto		
	• 250 g muslo de pollo de corral, cortado en finas tiras • 3 huevos medianos batidos • 500 g de coliflor picada • 30 g de mantequilla derretida	• 225 g de carne de pollo de corral, cortado en finas tiras • 3 huevos medianos batidos • 250 g de brócoli picado • 250 g de col picada • 15 g de mantequilla derretida	• 225 g de pechuga de pollo de corral, cortada en finas tiras • 2 huevos medianos batidos • 500 g de brócoli picado • 15 g de mantequilla derretida
Preparación	• Saltea el pollo de corral en mantequilla durante 3 minutos hasta que esté ligeramente dorado y sácalo de la sartén. • Deja que el caldo de pollo entre en ebullición. Agrega el pollo de corral • y las verduras crudas. Cocínalo a fuego lento durante cinco minutos y después más rápido. • Vierte los huevos en el caldo cuando hierva de manera contante y luego añade lentamente más caldo, mientras que se hace el huevo. • Retíralo del fuego y adórnalo con cebollas verdes.		
Valores nutricionales			
Calorias	346,3	340	326
Grasas	13,9g	12,7g	11,7g
Carb	39,7g	37,8g	35,6g
Proteínas	19,7g	19g	18g
Tiempo de preparación: 15 minutos Comensales: 4			

Sopa de leche de coco con marisco al curry

	Tipo proteico	Tipo mixto	Tipo carbohidrato
Ingredientes	• 25 g de curry en polvo • Sal marina al gusto		
	• 450 g de gambas crudas, peladas y limpias • 1 kg de espinacas picadas • 15 g de mantequilla • 750 ml de leche de coco	• 225 g de gambas crudas, peladas y limpias • ½ pescado blanco • 750 g de espinacas picadas • 15 g de mantequilla • 750 ml de leche de coco	• 225 g de pescado blanco • 500 g de espinaca picada • 500 g de calabacín, cortado en rodajas • 15 g de mantequilla • 375 ml de leche de coco
Preparación	• En la batidora haz un puré a base de leche de coco y puré de espinacas, y bátelo hasta que quede suave. • Saltea las gambas/pescado en una olla profunda con mantequilla derretida durante 2 minutos. • Espolvorea el curry por encima. • Añade la leche de coco con espinacas. • Llévalo a ebullición, échale sal al gusto y sírvelo.		
Valores nutricionales			
Calorias	529	517	375
Grasas	36g	36g	25g
Carb	10g	9,7g	9,4g
Proteínas	46g	44g	41g
Tiempo de preparación: 15 minutos Comensales: 3			

Sopa de marisco con tomate

<table>
<tr><th></th><th>Tipo proteico</th><th>Tipo mixto</th><th>Tipo carbohidrato</th></tr>
<tr><td rowspan="2">Ingredientes</td><td colspan="3">• 1 cebolla amarilla o blanca, picada
• 1 bulbo de hinojo, cortado en rodajas finas
• 4 dientes de ajo, muy picados
• 250ml de vino blanco seco
• 500 g de tomates picados frescos o lata de 420 g de tomates picados en su jugo
• 625 ml de caldo de pollo o pescado
• Sal marina y pimienta al gusto
• Albahaca o perejil para adornar</td></tr>
<tr><td>• 450 g de mejillones, bien limpios
• 225 g de almejas, bien limpias
• 225 g de vieiras
• 450 g de salmón</td><td>• 450 g de mejillones, bien lavadas
• 225 g de almejas, bien lavadas
• 225 g de vieiras
• 450 g de pescado blanco (bacalao desecado o halibut)</td><td>• 110 g de almejas, bien limpias
• 110 g de vieiras
• 900 g de pescado blanco (bacalao desecado o halibut)</td></tr>
<tr><td>Preparación</td><td colspan="3">• Saltea la cebolla y el hinojo con la mantequilla derretida o el aceite de oliva hasta que esté blanda, durante unos cinco minutos.
• Agrega el ajo, luego el vino y llévala a ebullición.
• Agrega los tomates y el caldo. Hiérvelo durante 10 minutos, moviéndolo de vez en cuando.
• Añade el marisco y muévelo para que todo el marisco y el pescado queden cubiertos por el caldo.
• Tápalo y cuécelo hasta que las almejas y los mejillones empiecen a abrirse, tardarán unos 5 minutos.
• Añade sal y pimienta al gusto. Adórnalo con perejil picado o albahaca y sírvelo.</td></tr>
<tr><td colspan="4">Valores nutricionales</td></tr>
<tr><td>Calorias</td><td>259</td><td>254</td><td>248</td></tr>
<tr><td>Grasas</td><td>5,3g</td><td>4,9g</td><td>4,2g</td></tr>
<tr><td>Carb</td><td>11,2g</td><td>10,96g</td><td>10,6g</td></tr>
<tr><td>Proteínas</td><td>35,5g</td><td>35,2g</td><td>35g</td></tr>
<tr><td colspan="4">Tiempo de preparación: 30 minutos Comensales: 4</td></tr>
</table>

Sopa de pollo a la mexicana

	Tipo proteico	Tipo mixto	Tipo carbohidrato
Ingredientes	• 500 g de batata, cortado en trozos • 30 ml de aceite • 2 dientes de ajo, picado muy fino • 15 ml de comino molido • 500 ml de caldo de pollo • 225 g o menos de cilantro, picado • Sal marina y pimienta		
	• ½ cebolla, cortada en trozos • 175 g de tomate picado • 2 muslos de pollo, cocidos y cortado en trozos • 1 aguacate, cortado en rodajas	• 1 cebolla, cortada en trozos • 175 g de tomates picados • 2 pechugas de pollo y muslo, cocinado y picado • ½ aguacate, en rodajas	• 1 cebolla, cortada en trozos • 375 g de tomates, picados • 2 pechugas de pollo, cocinado y picado • ½ aguacate, en rodajas
Preparación	• Cuece la batata en una olla grande durante 10 minutos o hasta que esté tierna. • Escúrrelo bien. • Pon en una sartén grande la cebolla y el ajo a fuego medio y fríelo en aceite durante 5 minutos o hasta que la cebolla esté tierna. • Agrega el comino, la cúrcuma y déjalo cocinar durante 2 minutos añade después los tomates, el cilantro y la batata. Cocínalo a fuego lento durante 10-15 minutos o hasta que la batata quede tierna. • Retíralo del fuego, déjalo enfriar un poco, a continuación, haz un puré con la licuadora o utiliza una picadora eléctrica agregando más líquido (caldo o agua) si es necesario. Vuelve a echarlo en la olla. • Echa las pechugas de pollo cocidas a la sopa y caliéntalo durante 2 minutos o hasta que el pollo se caliente. Añade sal y pimienta al gusto. • Sírvelo con rodajas de aguacate		
Valores nutricionales			
Calorias	339	331	325
Grasas	14g	13,5g	12,6g
Carb	29g	27,43g	27g
Proteínas	25g	23,8g	22,1g
Tiempo de preparación: 20 minutos Comensales: 4-6			

Sopa de tomate y cerdo

	Tipo proteico	Tipo mixto	Tipo carbohidrato
Ingredientes	• 15 ml de aceite • 15 g de orégano, muy picado • 15 g de pimentón molido • 375 ml de caldo de verduras • Sal marina y pimienta		
	• 5 lonchas de bacon, muy picado • 1 cebolla, muy picada • 250 g de tomates cortados en trozos	• 2 lonchas de bacon, muy picado • 3 lonchas de jamón, muy picado • 1 cebolla, muy picada • 375 g de tomates cortados en trozos	• 5 lonchas de jamón, muy picado • 2 cebollas, muy picadas • 375 g de tomates cortados en trozos
Preparación	• En una olla grande fríe a fuego medio la cebolla y el bacon durante 5 minutos, o hasta que el tocino esté ligeramente tostado. • Echa el orégano y el pimentón y cocínalo durante 2 minutos antes echar los tomates cortados en trozos y el caldo. Cocínalo a fuego lento y cúbrelo durante otros 10-15 minutos. • Añade sal y pimienta al gusto antes de servir.		
Valores nutricionales			
Calorias	240	242,7	243
Grasas	10g	10g	10g
Carb	33g	34g	34,2g
Proteínas	4g	4g	4g
Tiempo de preparación: 15 minutos Comensales: 2-4			

Albóndigas a la minestrone

	Tipo proteico	Tipo mixto	Tipo carbohidrato
Ingredientes	• 15 ml de aceite • 3 dientes de ajo, muy picados • ¼ de col, cortada • 2 zanahorias medianas, cortadas en trozos • 3 calabacines pequeños, cortados en trozos • 750 g de pollo o de verduras • 15 g de salvia, muy picada • 15 g de albahaca, muy picada • 15 g de chile mexicano en polvo • 15 bolitas de pimienta • 500 g de carne picada (ternera o cordero) • 1 cebolla roja pequeña, cortada muy pequeña • 60 g de orégano molido • 1 huevo		
	• 1 cebolla, cortada en trozos • 3 tallos de apio, cortados en trozos • 1 lata de 400 g de tomates picados o 500 g de tomates cortados en trozos • 500 g de champiñones, cortados en trozos	• 1 cebolla, cortada en trozos • 3 tallos de apio, cortados en trozos • 1 lata de 400 g de tomates picados o 500 g de tomates cortados en trozos • 500 g de champiñones, cortados en trozos	• 2 cebollas, cortadas en trozos • 1 tallo de apio y 1/2, cortado en trozos • 800g de tomates picados o 1 kg de tomates cortados en trozos • 500 g de champiñones cortados en trozos
Preparación	• Calienta una sartén grande a fuego medio y fríe la cebolla y el ajo en el aceite hasta que se dore. • Añade la col, las zanahorias, el calabacín, el apio, los tomates, la sopa, la albahaca, la salvia, el chile en polvo y la pimienta. Tapa la olla y cocínala a fuego lento durante 30 minutos. • Añade las setas y las albóndigas y déjalo a fuego lento durante otros 10 minutos. • Déjalo enfriar 5-10 minutos antes de servir.		
Valores nutricionales			
Calorias	370	368	363
Grasas	15g	15g	15g
Carb	38g	37,2g	35g
Proteínas	20g	20g	18,6g
Tiempo de preparación: 25 minutos Comensales: 6-8			

Sopa griega de huevo y limón

	Tipo proteico	Tipo mixto	Tipo carbohidrato
Ingredientes	• 950 ml de caldo de pollo de corral • 30 g de cebolla en polvo • ½ cucharadita de sal marina o sal del mar Céltico • 175 ml de zumo de limón • 1 cucharadita de hojas secas de orégano • 125 g de perejil fresco muy picado		
	• 30 g de mantequilla • 4 huevos grandes	• 15 g de mantequilla • 3 huevos grandes	• 15 g de mantequilla • 3 huevos grandes
Preparación	• En una cacerola grande, pon el caldo de pollo y la mantequilla a una temperatura media. • Añade la cebolla en polvo, la sal, el zumo de limón y el orégano. Muévelo para mezclarlo bien. • Rompe el huevo en un tazón pequeño. Bátelo con una varilla de alambre hasta que el huevo esté a punto de nieve. • Mientras la sopa está a fuego lento, saca el caldo con un cucharón y echa el huevo y el limón, hasta que el huevo se caliente. • Suavemente vierte la mezcla de huevo-caldo en la sopa de la cacerola y remuévelo constantemente. No dejes que hierva. Retíralo del fuego, échalo en un cuenco y espolvorea sobre ellos el perejil picado.		
Valores nutricionales			
Calorias	177	134	134
Grasas	11g	7g	7g
Carb	8g	8g	8g
Proteínas	12g	12g	12g
Tiempo de preparación: 10 minutos Comensales: 4			

Crema de champiñones

	Tipo proteico	Tipo mixto	Tipo carbohidrato
Ingredientes	• 30 g de mantequilla cruda • 2 dientes de ajo picados • 3 cebollas verdes, en rodajas • 30 g de hojas secas de tomillo • 30 ml de salsa de soja tamari • 2 cucharadas de ragú • 1,5 litros de agua		
	• 1,3 kg de champiñones, picados • 175 ml de crema o leche de coco light	• 750 g de champiñones picados • 125 g de crema o leche de coco light	• 750 g de champiñones picados • 125 g de leche de coco light
Preparación	• En una sartén grande calienta la mantequilla a fuego medio-alto. Agrega el ajo y la cebolla. Cocínalo durante 1 minuto. • Añade los champiñones, el tomillo y las hojas de mejorana, cocínalas durante 5 minutos, hasta que los champiñones estén tiernos. Añade el tamari, saltéalos un poco más. • Disuelve el ragú en 250 ml de agua. Añádelo al agua restante, hierve de nuevo la sopa hasta el punto de ebullición. Deja que siga cocinándose, remuévelo con frecuencia, durante 5-6 minutos hasta que la sopa espese. • Retíralo del fuego. Añade la solución de mitad crema, mitad leche o de la leche de coco. Echa la sopa en la licuadora, tápala y procésala a velocidad alta hasta que esté suave y cremosa. Sírvela a continuación.		
Valores nutricionales			
Calorias	182	156	128
Grasas	11g	10g	9g
Carb	15g	13g	11g
Proteínas	10g	8g	5g
Tiempo de preparación: 15 minutos Comensales: 4			

Sopa de alcachofas y espárragos

	Tipo proteico	Tipo mixto	Tipo carbohidrato
Ingredientes	• 1 lata de 480 g de corazones de alcachofa • 1 chalota mediana o 2 cebollas verdes pequeñas, picadas • 1 manojo de espárragos, cortados • 1 lata de castañas, cortadas en rodajas • 1 cucharadita de condimento vegetal • 15 g de estragón fresco o 1 ½ cucharadita de estragón seco • 750 ml de agua limpia y filtrada o de verduras • 10 ramitas de berros frescos, picados		
	• 125 g de mantequilla de nuez de macadamias crudas o mantequilla de anacardo	• 60 g de mantequilla de nuez de macadamias crudas o mantequilla de anacardo	• 60 g de mantequilla de nuez de macadamias crudas o mantequilla de anacardo
Preparación	• Coloca el caldo de pollo y la mantequilla en una olla grande a fuego medio. • Añade la cebolla en polvo, la sal, el zumo de limón y el orégano. Revuélvelo para que se mezcle bien. • Rompe el huevo en un tazón pequeño. Bátelo con una varilla de alambre hasta que esté a punto de nieve. • Mientras la sopa se cuece a fuego lento, saca 175 ml de caldo con un cucharón y échale el limón, espera a que el huevo se caliente o sube la temperatura para que se cocinen los huevos. • Vierte suavemente la mezcla de huevo-caldo en la sopa de la olla y remuévelo constantemente. No dejes que hierva. Retíralo del fuego, échalo en unos cuencos y espolvorea por encima un poco de perejil picado.		
Valores nutricionales			
Calorias	217	198	149
Grasas	12g	9g	3g
Carb	27g	27g	28g
Proteínas	6g	6g	5g
Tiempo de preparación: 10 minutos Comensales: 4			

Sopa de verduras

<table>
<tr><th></th><th>Tipo proteico</th><th>Tipo mixto</th><th>Tipo carbohidrato</th></tr>
<tr><td rowspan="2">Ingredientes</td><td colspan="3">• 30 g de mantequilla
• 2 dientes de ajo medianos, picados
• 125 g de cebolla roja picada
• 15 g de tomillo seco
• 15 g de mejorana
• ½ cucharadita de sal marina
• ½ cucharadita de pimienta negra
• 1 kg de caldo de pollo, de verduras o agua
• 15 ml de salsa de soja tamari
• 750 ml de vino blanco, opcional
• Paquete de 320 g de guisantes congelados
• 125 g de perejil picado</td></tr>
<tr><td>• 500 g de apio
• 450 g de champiñones, picados
• Lomo o muslo de pollo cortado (que se añadirán después de saltear el ajo)</td><td>• 450 g de champiñines, trozos de calabacín y brócoli o pimientos verdes y rojos cortados
• Lomo o muslo de pollo cortado (que se añadirán después de saltear el ajo)</td><td>• 1 zanahoria grande, cortada
• 450 g trozos de calabacín y brócoli o pimientos verdes y rojos cortados</td></tr>
<tr><td>Preparación</td><td colspan="3">• Calienta una sartén grande, a fuego medio. Añade la mantequilla. Cuando se caliente, añade el ajo y la cebolla picada. Saltéalo, revolviendo ocasionalmente hasta que se queden translúcidas entre 3-5 minutos.
• Agrega el apio, las zanahorias, las setas, las especias, la sal y la pimienta. Tápalo y que siga la cocción, muévelo a menudo hasta que las verduras estén tiernas, durante unos 7-8 minutos.
• Agrega el caldo o el agua y el vino, tápalo y cocínalo a fuego lento durante 10-20 minutos, déjalo reposar un tiempo.
• Mezcla el tamari, el vino, los guisantes congelados y el perejil. Cocínalo a fuego lento durante unos minutos más.</td></tr>
<tr><td colspan="4">Valores nutricionales</td></tr>
<tr><td>Calorias</td><td>354</td><td>350</td><td>249</td></tr>
<tr><td>Grasas</td><td>12g</td><td>12g</td><td>9g</td></tr>
<tr><td>Carb</td><td>30g</td><td>30g</td><td>27g</td></tr>
<tr><td>Proteínas</td><td>18g</td><td>18g</td><td>15g</td></tr>
<tr><td colspan="4">Tiempo de preparación: 25 minutos Comensales: 4</td></tr>
</table>

Sopa de brócoli

	Tipo proteico	Tipo mixto	Tipo carbohidrato
Ingredientes	• 2 cebolletas cortadas en trozos grandes • 2 dientes de ajo picados • 15g de albahaca seca • 1 kg de caldo de verduras o de pollo • 15 g de sal marina o algas kelp • 2 gotas de salsa de pimiento picante		
	• 1 kg de espinaca picada • ½ cabeza de brócoli • 15 ml de aceite de coco • 500 ml de leche de coco	• 500 g de espinaca picada, col rizada, hojas de nabo, col rizada, acelgas u otras verduras de hoja verde oscura • 15 ml de aceite de coco • 500 ml de leche de coco	• 750 g de espinaca picada, col rizada, hojas de nabo, col rizada, acelga u otras verduras de hoja verde oscura. • 30 ml de aceite de coco • 250 ml de leche de coco
Preparación	• En una olla grande para sopa, derrite el aceite de coco y saltea las cebollas verdes y el ajo durante 1-2 minutos, hasta que se pongan transparentes. • Agrega el brócoli picado y muévelo. Cocínalo a fuego medio, revuélvelo hasta que el brócoli se vuelva verde brillante. • Agrega la albahaca y el resto de verduras picadas. Cúbrelo y déjalo salteando al vapor durante 3-4 minutos más. • Pasa las verduras por una picadora o licuadora. Si se utiliza una licuadora, divide la mezcla en dos lotes. Añade un poco de líquido durante el proceso hasta que las verduras comiencen a hacerse un puré. • Añade el líquido restante, la sal y la salsa picante. Procésalo a velocidad alta hasta que quede suave. Pruébalo. Vuelve a calentarlo un poco, si es necesario, para que coja temperatura (por lo general, esto no es necesario.)		
Valores nutricionales			
Calorias	382	335	298
Grasas	31g	28g	18g
Carb	20g	17g	26g
Proteínas	12g	11g	13g
Tiempo de preparación: 15 minutos Comensales: 4			

Sopa cremosa de aguacate

<table>
<tr><th></th><th>Tipo proteico</th><th>Tipo mixto</th><th>Tipo carbohidrato</th></tr>
<tr><td rowspan="2">Ingredientes</td><td colspan="3">• 1 diente de ajo
• 500 ml de agua
• 250 ml de zumo de limón, recién exprimido
• 15 g de condimento vegetal o algas kelp
• 60 g de perejil fresco</td></tr>
<tr><td>• 4 aguacates medianos maduros, pelados y sin hueso
• Mezcla 160 g de anacardo crudo o mantequilla de sésamo tahini con 125 ml de agua hasta que queden suaves.</td><td>• 2 aguacates medianos, maduros, pelados y sin hueso
• 500 g de espárragos frescos o cocidos</td><td>• 1 zanahoria grande, cortada en trozos
• 450 g de trozos de calabacín y brócoli o pimientos verdes o rojos cortados</td></tr>
<tr><td>Preparación</td><td colspan="3">• Utiliza una licuadora o una picadora para los alimentos, pasa los aguacates, el ajo, el agua y el zumo de limón hasta que quede suave.
• Añade los condimentos, las verduras y el perejil. Mézclalo durante 1 minuto.
• Sírvelo acompañado de ensalada, sopa o salsa cruda</td></tr>
<tr><td colspan="4">Valores nutricionales</td></tr>
<tr><td>Calorias</td><td>379</td><td>299</td><td>150</td></tr>
<tr><td>Grasas</td><td>32g</td><td>27g</td><td>11g</td></tr>
<tr><td>Carb</td><td>22 g</td><td>18 g</td><td>13g</td></tr>
<tr><td>Proteínas</td><td>7 g</td><td>4 g</td><td>4 g</td></tr>
<tr><td colspan="4">Tiempo de preparación: 5 minutos Comensales: 4</td></tr>
</table>

Sopa francesa de cebolla

	Tipo proteico	Tipo mixto	Tipo carbohidrato
Ingredientes	• 30 ml de aceite de coco o mantequilla • 2 dientes de ajo picados • 15 g de tomillo seco • 30 g de mejorana seca • 60 ml de salsa de soja tamari sin gluten		
	• 500 ml de caldo de pollo • 2 cebollas medianas peladas y cortadas en aros • 30 g de queso parmesano rallado • 2 cucharadas de una sabrosa mezcla de semillas tostadas • 450 g de champiñones, lavados y cortados en rodajas	• 500 ml de agua filtrada, caldo de verduras o de pollo de corral. • 450 g de setas, lavadas y cortadas en rodajas • 3 cebollas medianas, peladas y rebanadas	• 500 ml de caldo de verduras • 3 cebollas medianas, peladas y cortadas en rodajas
Preparación	• Echa aceite en una sartén grande y ponla a fuego medio. Agrega el ajo y la cebolla y saltéalo durante unos minutos hasta que se pongan transparentes. Agrega los champiñones y muévelo con frecuencia durante 2-3 minutos más hasta que los champiñones estén tiernos. Si quieres que estén más sabrosos y tienes tiempo, saltea las cebollas hasta que queden caramelizadas. • Agrega el tomillo y la mejorana, 15 g de tamari sin gluten y déjalo rehogar durante unos segundos más para dejar que los sabores se potencien. • Añade agua y lleva la sopa a ebullición. Baja un poco el fuego y déjelo durante 5 minutos cocinándose a lento durante 5 minutos más • Agrega el resto de tamari y sírvelo. • Sírvelo mezclado con el queso parmesano y las semillas.		
Valores nutricionales			
Calorias	348	314	235
Grasas	16g	13g	7g
Carb	30g	33g	35g
Proteínas	21g	19g	9g
Tiempo de preparación: 15 minutos Comensales: 4			

Gazpacho

	Tipo proteico	Tipo mixto	Tipo carbohidrato
Ingredientes	• 6 tomates medianos • 2 pepinos grandes, picados • 1 cebolla roja pequeña • 1 calabacín mediano, picado • 3 dientes de ajos medianos, picados • 1 pimiento verde mediano • 175 g de hierbas frescas picadas: perejil, albahaca, cebollino • 30 ml de zumo de limón o 15 ml de vinagre de vino tinto • 15 mg sal marina o de condimento vegetal • ½ cucharadita de pimienta de cayena o 1 jalapeño, sin semillas • 15 g de comino molido • 500 ml de caldo de verduras o zumo de tomate		
	RECETA NO APTA PARA LOS DEL TIPO PROTEICO	• 15 ml de aceite de oliva virgen extra	• 30 ml de aceite de oliva virgen extra
Preparación	• En la picadora, mezcla los tomates, los pepinos, las cebollas, el calabacín, el ajo y el pimiento verde, ponlo a la velocidad más alta hasta que queden picados los trozos grandes. • Añade las hierbas, el zumo de limón, el aceite, la sal, la pimienta o el chile jalapeño y el comino. Vuelve a pasarlo por la batidora y mézclalo con el caldo o con el jugo de tomate. • Ponlo en un tazón grande o en un recipiente de vidrio. Refrigéralo por lo menos 1 hora antes de servirlo.		
Valores nutricionales			
Calorias	NA	197	167
Grasas	NA	10g	6g
Carb	NA	25g	25g
Proteínas	NA	7g	7g
Tiempo de preparación: 10 minutos Comensales: 4			

Carnes

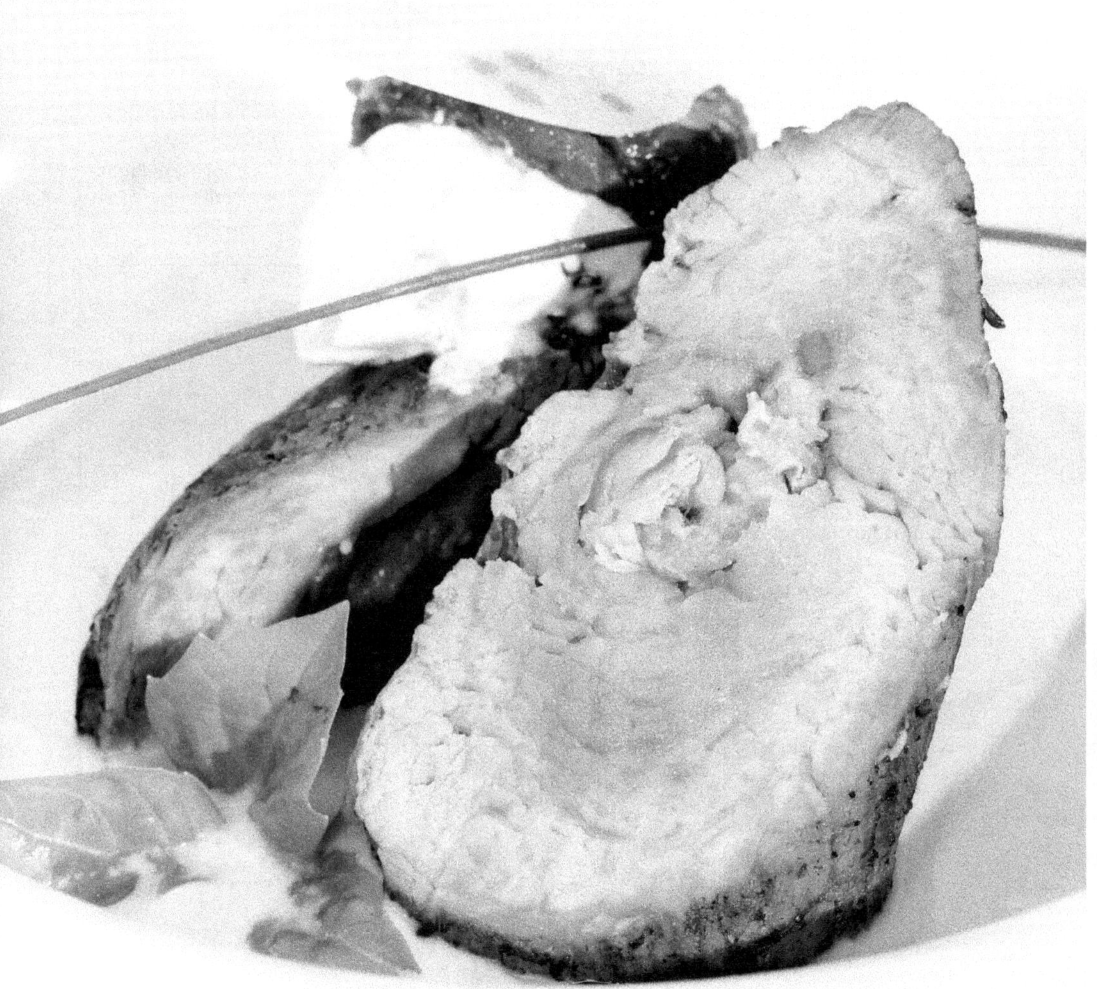

Estofado de ternera

	Tipo proteico	Tipo mixto	Tipo carbohidrato
Ingredientes	• 750 ml de caldo de carne de vacuno natural • 15 g de sal marina • una pizca de pimienta negra • 15 g de orégano fresco picado • 15 ml de salsa de soja • 15 ml de vinagre de vino		
	• 750 g de carne de res o de bisonte • 30 g de perejil picado • 1 cebolla, pelada y picada	• 450 g de ternera • 30 g de perejil muy picado • 2 cebollas, peladas y picadas	• 225 g de carne de vacuno • 125 g de perejil muy picado • 2 cebollas, peladas y picadas • 4 zanahorias
Preparación	• Cocina la carne y la cebolla en un poco de caldo a fuego medio hasta que se dore, déjalo de lado. • Añade el resto de los ingredientes. • Deja que se cueza durante una hora y saca la carne.		
Valores nutricionales			
Calorias	158	152	140
Grasas	3,2g	3,1g	3g
Carb	1,5g	1,5g	1,3g
Proteínas	24g	24g	22,4g
Tiempo de preparación: 15 minutos Comensales: 4			

Empanadas de ternera

	Tipo proteico	Tipo mixto	Tipo carbohidrato
Ingredientes	• 125 g de cebolla, muy picada • Una pizca de sal marina • ½ cucharadita de pimienta de cayena o negro • ¼ cucharadita de canela • ¼ cucharadita de pimienta de Jamaica • 15 g de romero picado		
	• 675 g de carne de vacuno • 15 g de perejil picado	• 450 g de ternera • 30 g de perejil picado	• 450 g de ternera • 30 g de perejil picado
Preparación	• Mezcla todos los ingredientes en un tazón. • Con las manos divide la carne en 12 empanadas redondeadas de 1 centímetro de espesor. • Calienta un poco de aceite en una sartén a fuego medio-alto y fríe las empanadas durante 3 minutos por un lado y durante un poco más de tiempo por el otro, así hasta que estén bien doradas y ligeramente crudas por el centro. • Fríelos todos a la vez y luego sigue comiéndotelos cada mañana para el desayuno (o la merienda).		
Valores nutricionales			
Calorias	165	155	150
Grasas	9g	7,2g	6g
Carb	1,5g	1.3g	1,25g
Proteínas	24g	24g	23,6g
Tiempo de preparación: 25 minutos Comensales: 4			

Espaguetis con ragú de ternera

	Tipo proteico	Tipo mixto	Tipo carbohidrato
Ingredientes	• 3-4 pimientos rojos asados • De 60 a 125 g de albahaca fresca, picadas en trozos grandes • 3 dientes de ajo, picados		
	• 125 ml de aceite de oliva virgen extra • ½ cebolla, picada • 2 tomates • 1 colinabo • 450 g de carne de res o de bisonte	• 125 ml de aceite de oliva virgen extra • 1 cebolla, picada • 2 tomates • 1 calabaza • 450 g de carne de vacuno	• 60 ml de aceite de oliva virgen extra • 1 cebolla, picada • 3 tomates • 1 calabaza • 450 g de carne de pavo picada.
Preparación	• Corta los tomates por la mitad o en cuartos y mételos en una picadora o en una licuadora junto con los pimientos rojos asados y la albahaca, hasta que la salsa alcance la textura que deseas (ya sea poco espesa o totalmente líquida). • Calienta el aceite de oliva en una sartén profunda a fuego medio-alto y agrega la cebolla, saltéala durante 1-2 minutos, a continuación, añade el ajo y la carne. • Sazona la carne con sal y pimienta y cocínala durante 4-5 minutos hasta que esté ligeramente dorada pero un poco rosada aún. Cuando esté lista, añádele el tomate y el puré de pimiento. • Baja el fuego y cocínalo a fuego lento durante 10 minutos. • Mientras que la salsa esté hirviendo, corta la calabaza por la mitad, y quítale las semillas y la pulpa fibrosa. • Métela en el microondas de 6 a 8 minutos, hasta que se ponga blanda. • Raspa el interior con un tenedor, y rocíalo con aceite de oliva o mantequilla, después sirve el ragú de ternera en la parte superior.		
Valores nutricionales			
Calorias	161	158	154
Grasas	9,6g	9g	8,3g
Carb	12g	11,6g	10,1g
Proteínas	18,5g	18,5g	17g
Tiempo de preparación: 30 minutos Comensales: 4			

Pechuga guisada en salsa Chu Hou

	Tipo proteico	Tipo mixto	Tipo carbohidrato
Ingredientes	• 1 rábano • 3 rodajas de jengibre • 3 anises estrellado entero • 1 cebolla verde • 30 g de pasta de Lee Kum Kee Chu Hou • 2 litros de agua • 30 ml de salsa de soja light • 30 ml de salsa de ostras		
	• 450 g de pechuga, cortada	• 450 g de pechuga, cortada	RECETA NO APTA PARA LOS DEL TIPO CARBOHIDRATO
Preparación	• Echa trozos de pechuga en agua hirviendo y ponlos a cocer durante 3 minutos. Retíralos y escúrrelos. • Pela el rábano y córtalo en trozos. Déjalos a un lado. • Calienta el wok a una temperatura media; añádele 30 ml de aceite de jengibre Chu Hou al salteado para que se resalte el aroma. Echa los trozos de pechuga y remuévelo bien. • Añade el anís estrellado, un poco de azúcar y agua hasta que se cubran todo ingredientes. Caliéntalo hasta que hierva, vierte todos los ingredientes en una olla exprés y cuécelo lentamente hasta que esté hecho. Recuerda que para obtener un mejor resultado es necesario que la olla esté caliente. • Si no te queda ningún bote vacío, aquí te propongo un buen método para guisar la pechuga: Cocínala durante unos 30 minutos. Apaga el fuego y déjala reposar durante otros 15 minutos. Repite este procedimiento tres veces. • Si no utilizas una olla exprés, para hacer la carne, enciende de nuevo el fuego y mientras esté hirviendo echa los trozos de rábano y muévelo bien. • Apaga el fuego y déjalo ahí durante 15 minutos. A continuación, enciende de nuevo el fuego y llévalo a ebullición. • Agrega los condimentos para espesar la salsa a tu gusto. • Coloca 1 o 2 hojas de lechuga fresca en un plato. Pon la pechuga y la salsa sobre la lechuga. Espolvoréalo todo con cebolla verde picada y sírvelo caliente.		
Valores nutricionales			
Calorias	285	285	NA
Grasas	9,1g	9.1g	NA
Carb	2,9g	2,9g	NA
Proteínas	43,8g	43,8g	NA
Tiempo de preparación: 60 minutos Comensales: 4			

Carne de cerdo salteada con pimienta negra

	Tipo proteico	Tipo mixto	Tipo carbohidrato
Ingredientes	• 3-4 pimientos rojos asados • 60 a 125 g de albahaca fresca, picadas en trozos grandes • 3 dientes de ajo, muy picados		
	• 300 g filete de ternera • 1 cebolla	• 300 g filete de ternera • 1 cebolla	• 300 g de carne magra de cerdo • 2 cebollas
Preparación	• Corta los tomates por la mitad o en cuartos y ponlos en la batidora o en una licuadora junto con los pimientos rojos asados y la albahaca, hasta que la salsa alcance la textura que deseas (ya sea espesa o líquida). • En una sartén profunda, ponga a calentar el aceite de oliva a fuego medio-alto. Agrega la cebolla y saltéalo durante 1 a 2 minutos, a continuación, añade el ajo y la carne picada. • Sazona la carne con sal y pimienta y cocínala durante 4-5 minutos hasta que la carne se dore, pero en su interior siga estando rosada. Cuando hayas terminado, añade el tomate y el puré de pimiento rojo. • Baja el fuego y cocina a fuego lento durante 10 minutos. • Mientras que la salsa esté hirviendo, corta la calabaza por la mitad y quítale las semillas y la pulpa. • Métela en el microondas una media de 6-8 minutos, hasta que se ponga blanda. • Raspa el interior de la calabaza con un tenedor hasta que salgan una especie de tiras y rocíalo con aceite de oliva o mantequilla.		
Valores nutricionales			
Calorias	202,8	200	197,5
Grasas	11,1g	10,2g	9,8g
Carb	12,1g	12g	11,9g
Proteínas	14,9g	14,8g	14g
Tiempo de preparación: 15 minutos Comensales: 4			

Chuletas de cerdo con puré de coles de bruselas

	Tipo proteico	Tipo mixto	Tipo carbohidrato
Ingredientes	• 60 ml de aceite de oliva virgen extra • Sal y pimienta al gusto		
	• 2 chuletas de cerdo • 450 g de espárragos	• 2 chuletas de cerdo • 125 g de coles de bruselas • ¼ libra de espárragos	• 2 chuletas de cerdo magro • 450 g de coles de Bruselas
Preparación	• Corta el tallo inferior de cada col de Bruselas. Pica los brotes con la batidora. Y déjalos a un lado. • Añade un poco de sal y pimienta a las chuletas de cerdo. Calienta a fuego medio-alto un par de cucharadas de aceite, espera a que esté caliente para añadir las chuletas. • Cocinas las chuletas de cerdo durante 4 minutos por cada lado hasta que se doren y a continuación, si es necesario tápalo y ponlo al fuego unos 4 minutos más o hasta que se alcance el punto de cocción deseado. • Mientras las chuletas de cerdo se estén cocinando, calienta 60 ml de aceite de oliva a fuego medio-alto. • Agrega las coles de Bruselas trituradas y saltéalas hasta que se ablanden y estén ligeramente doradas, durante unos 10 minutos. • Mientras cocinas las coles de Bruselas ve añadiendo más aceite a medida que sea necesario. • Sal y pimienta al gusto.		
Valores nutricionales			
Calorias	345	345	339
Grasas	17g	17g	15g
Carb	4g	4g	3.2g
Proteínas	42g	42g	39g
Tiempo de preparación: 25 minutos Comensales: 2			

Arroz con verduras y cerdo frito

<table>
<tr><th></th><th>Tipo proteico</th><th>Tipo mixto</th><th>Tipo carbohidrato</th></tr>
<tr><td rowspan="2">Ingredientes</td><td colspan="3">• 1 cebolla blanca o amarilla, cortada en rodajas finas
• 60 g de tamari
• 1 diente de ajo, muy picado
• 250 g de guisantes congelados
• 4 cebollitas, muy picadas</td></tr>
<tr><td>• 350 g de carne de cerdo crudo o ya cocinada, cortado en pequeños trozos
• 15 g de sésamo
• 60 ml de aceite de coco
• 1 cabeza pequeña de coliflor, picada en la batidora
• 2 huevos batidos</td><td>• 350 g de cerdo o carne magra de cerdo, cruda o ya cocinada, cortado en pequeños trozos
• 15 g de sésamo
• 30 ml de aceite de coco
• 1 cabeza pequeña de coliflor, picada en la batidora
• 2 huevos batidos</td><td>• 350 g de carne de cerdo magra, cruda o ya cocinada, cortado en pequeños trozos
• 15 g de sésamo
• 15 ml de aceite de coco
• 1 cabeza pequeña de brócoli, picado en la batidora
• 2 huevos batidos</td></tr>
<tr><td>Preparación</td><td colspan="3">• Calienta un wok o sartén a una temperatura alta y agrega 15 ml de aceite. Añade la cebolla y muévela hasta que comience a dorarse durante unos 2 minutos.
• Añade la carne y 15 g de tamari (15 g). Saltéalo durante 2-3 minutos (o más si es carne cruda, por lo que necesita más tiempo).
• A continuación, añade el resto del aceite, el ajo y la coliflor / brócoli. Saltéalo durante 2-3 minutos.
• Añade los huevos y el resto del tamari. Revuélvelo constantemente mientras se cocina el huevo, y a continuación, añade los guisantes y las cebolletas picadas.
• Cocínalo durante sólo un minuto o dos.</td></tr>
<tr><td colspan="4">Valores nutricionales</td></tr>
<tr><td>Calorias</td><td>262</td><td>256</td><td>241,7</td></tr>
<tr><td>Grasas</td><td>15g</td><td>13g</td><td>10g</td></tr>
<tr><td>Carb</td><td>18g</td><td>16g</td><td>14g</td></tr>
<tr><td>Proteínas</td><td>26g</td><td>26g</td><td>24g</td></tr>
<tr><td colspan="4">Tiempo de preparación: 15 minutos Comensales: 3</td></tr>
</table>

Carne de cerdo a la parrilla con zanahorias

	Tipo proteico	Tipo mixto	Tipo carbohidrato
Ingredientes	• 15 g de chile en polvo • 15 g de comino • ½ cucharadita de canela • ½ cucharadita de sal marina • 8 zanahorias, peladas y cortadas por la mitad		
	• 2 chuletas de cerdo de 2,5 cm de espesor • 60 g de mantequilla	• 2 chuletas de cerdo de 2,5 cm de espesor • 45 g de mantequilla	• 2 chuletas de cerdo de 2,5 cm de espesor • 25 g de mantequilla
Preparación	• Calienta la parrilla a fuego medio-alto. • Derrite la mantequilla y mézclalo con las especias y la sal. Rocía la mitad de la mezcla de la mantequilla sobre las zanahorias, remueve las zanahorias con las manos para asegúrate de que están completamente cubiertas. • Echa el resto de la mantequilla en ambos lados sobre las chuletas de cerdo. • Dora en la sartén las chuletas y las zanahorias durante cinco minutos por cada lado y luego aléjalas del calor directo (si cocinas con carbón) o bájalas a una temperatura media (si cocinas con gas) y ponlo de nuevo durante tres minutos. • Las zanahorias estarán ya probablemente bastante tiernas por lo que las podrás retirar del fuego. Sin embargo el cerdo necesitará más tiempo. • Sazona el cerdo y las zanahorias con sal.		
Valores nutricionales			
Calorias	437	402	387
Grasas	29g	26g	22g
Carb	20g	19,1g	17g
Proteínas	26g	26g	25.6g
Tiempo de preparación: 25 minutos Comensales: 2			

Hash de cerdo y rábano

	Tipo proteico	Tipo mixto	Tipo carbohidrato
Ingredientes	• ½ cebolla blanca o amarilla, muy picada. • 1 gran manojo de rábanos (unos 10 rábanos), picados en trozos pequeños. • 225 g de carne de res o de pollo. • 60 g de perejil, muy picado. • Sal marina y pimienta al gusto.		
	• 500-750 g de chuleta de cerdo cocinado, cortado en trozos pequeños • 45 g de grasa de tocino o aceite de oliva virgen extra	• 500-750 g de chuleta de cerdo cocinado, cortado en trozos pequeños • 30 g de grasa de tocino, mantequilla o aceite de oliva virgen extra	• 500-750 g de chuleta de cerdo cocinado, cortado en trozos pequeños • 15 g de grasa de tocino, mantequilla o aceite de oliva virgen extra
Preparación	• Derrite la grasa en una sartén a fuego medio y agrega la cebolla y los rábanos. • Saltéalo durante cinco minutos. • Añade la carne y el caldo. Cocínalo a fuego lento otros cinco minutos hasta que se evapore el líquido. • Adórnalo con perejil. • Añade sal y pimienta al gusto.		
Valores nutricionales			
Calorias	547	512	493
Grasas	31g	28.4g	26g
Carb	4g	3,6g	3,1g
Proteínas	59g	57g	56g
Tiempo de preparación: 20 minutos Comensales: 2			

Berenjena de Sichuan

	Tipo proteico	Tipo mixto	Tipo carbohidrato
Ingredientes	• 375 g de berenjena asiática (alargada y delgada) • 30 ml de aceite de oliva virgen extra • 60 ml de caldo de pollo • 30 ml de miel • ½ cucharadita de salsa de soja • ½ - 1 ½ cucharada de pasta de frijoles chilenos • 30 g de pimienta sichuan triturada en polvo (opcional) • 45 g de jengibre recién rallado • 5 dientes de ajo, picados • 30 ml de vinagre de sidra de manzana o vinagre Chinkiang • 4 cebollitas, picadas • Cilantro para decorar (opcional)		
	• 3 chuletas de cerdo de 2,5 cm de espesor	• 2 chuletas de cerdo de 2,5 cm de espesor	• 1 chuletas carne magra de cerdo de 2,5 cm de espesor
Preparación	• Corta la berenjena en grandes trozos y en tiras. • Mezcla el caldo de pollo, la miel y la salsa de soja en un tazón pequeño y déjalo a un lado. • Mezcla la pasta de frijol, el chile, el ajo, el jengibre, y los granos de pimienta de Sichuan en otro tazón y déjalo a un lado. • Por último, en un tercer tazón, mezcla las cebollitas y el vinagre y déjalo a un lado. • Coloca el aceite en un wok o sartén grande a fuego medio-alto hasta que el aceite casi se evapore. • Añade la berenjena y saltéalo, puedes dejar que se asiente un poco hasta que se ponga marrón. • Añade la pasta de frijol chile, el ajo, el jengibre y la pimienta de Sichuan y saltéalo hasta que estén fragantes, durante unos 30 segundos. • Añade la mezcla del caldo de pollo, baja el fuego a medio-bajo y déjalo cocer a fuego lento durante 90 segundos. • Añade las cebolletas y el vinagre y déjalo en el fuego durante 15 segundos para que adquiera sabor. • Adórnalo con cilantro y sírvelo.		
Valores nutricionales			
Calorias	294	254	194
Grasas	7,8g	9,52g	8 g
Carb	23g	23g	23g
Proteínas	39g	26,2g	14,2g
Tiempo de preparación: 10 minutos Comensales: 2-4			

Cordero con ensalada griega

	Tipo proteico	Tipo mixto	Tipo carbohidrato
Ingredientes	• 125 g de cebolla muy finas • Hierbas griegas: eneldo, menta, orégano o perejil • Sal marina al gusto • 2 corazones de lechuga romana, muy picadas • 250 g de Kalamata u otras aceitunas griegas • 60 ml de zumo de limón • 125 ml de aceite de oliva virgen extra.		
	• 450 g de carne de cordero picada • 1 pepino grande o 2-4 pepinos pequeños, picados • 1 tomate, picado	• 450 g de carne de cordero picada • 1 pepino grande o 2-4 pepinos pequeños, picados • 1-2 tomates, picados	• 225 g de carne de cordero sin grasa picada • 1 pepino grande o 2-4 pepinos pequeños, picados • 1-2 tomates, picados
Preparación	• Saltea la carne molida de cordero con las hierbas durante 6-8 minutos, o hasta que estén cocidas. • Añade sal al gusto. • Mezcla la carne con lechuga, tomate, pepino y aceitunas. • Mezcla el zumo de limón y el aceite de oliva. Rocíelo por encima de la ensalada.		
Valores nutricionales			
Calorias	283	275	220
Grasas	10g	10g	5g
Carb	16g	16g	16g
Proteínas	28g	28g	14g
Tiempo de preparación: 20 minutos Comensales: 3			

Ternera coreana y arroz con verduras

	Tipo proteico	Tipo mixto	Tipo carbohidrato
Ingredientes	• 4 dientes de ajos, muy picados • 125 g de tamari • 30 ml de vinagre de vino de arroz • 60 ml de aceite de sésamo tostado • 2 zanahorias, ralladas o en rodajas muy finas • 250 g de espinacas congeladas o 2 puñados grandes de espinacas frescas • 225 g de solomillo o arrachera, en rodajas finas • 2 huevos • Guarnición opcional: 1 hoja de alga seca (nori), cortada en tiras finas, 15 g de semillas de sésamo, ligeramente tostadas, 3 cebolletas, picadas		
	• 5 setas shiitake frescas, en rodajas • 500 g de coliflor picada	• 3 setas shiitake frescas, en rodajas • 500 g de coliflor picada	• 2 setas shiitake frescas, en rodajas • 500 g de brócoli rallado
Preparación	• Mezcla el ajo con el tamari, el vinagre y el aceite de sésamo. • Coloca la carne de vaca y los champiñones en recipientes separados y vierte la mitad del aderezo en cada tazón. • Calienta la coliflor picada en el microondas durante 2-4 minutos hasta que se pongan blandas. • Sepáralos en dos cuencos. • Calienta una cucharada de aceite (sésamo, coco o aceite de oliva) en un wok o en una sartén grande. Al saltear cada ingrediente, agrega más aceite a medida que vaya siendo necesario. • Cuando cada ingrediente se termine de cocer, repártelo entre los dos tazones de arroz con coliflor. • Saltea las zanahorias durante unos minutos hasta que se dore y después sácalas de la sartén. • Añade las espinacas a la sartén y saltéalas hasta que estén calientes. Sácalas de la sartén. • Rompe los huevos en el borde de la sartén y fríelos hasta que las claras y las yemas estén duras. Sácalo de la sartén. Puedes dejar los huevos juntos, o si la yema está dura, córtalo en rodajas. • Vuelve a darle calor y añade un poco de aceite a la sartén. Saca la carne de la marinada (pero deja la marinada en la taza) y saltea la carne de ternera hasta que esté bien hecha, durante 3-5 minutos. Sácalo de la sartén. • Echa los champiñones a la sartén y saltéalos hasta que estén blandos. Sácalos de la sartén. • Vierte el resto de la marinada y el resto de la carne en una olla y ponlo a hervir a fuego lento durante 3 minutos. • Vierte la mitad de la marinada sobre cada tazón de arroz. • Añade como guarnición algas secas, semillas de sésamo o cebollines.		
Valores nutricionales			
Calorias	515	509	501
Grasas	5,5g	5,3g	5,1g
Carb	97g	94g	92,3g
Proteínas	17.9g	17.5g	17g
Tiempo de preparación: 30 minutos Comensales: 2			

Filete de venado

	Tipo proteico	Tipo mixto	Tipo carbohidrato
Ingredientes	• 1 cebolla roja mediana • 60 g de tomillo • 15 g de canela molida • 15 g de ralladura de cáscara de naranja (sin lo blanco) • 750 ml de caldo de carne de ternera • 125 g de arándanos frescos • Sal marina y pimienta al gusto		
	• 900 g de carne de venado estofada • 45 ml de aceite de coco o manteca • 3 colinabos medianos, pelados y picados • 6 tallos de apio, cortados en diagonal	• 675 g de carne de venado estofada • 2 cucharadas de aceite de coco o manteca • 3 colinabo medianos, pelados y picados • 3 tallos de apio, cortados en diagonal	• 675 g de carne de venado estofada • 1 cuchara y media de aceite de coco o manteca • 3 colinabos, pelados y picados • 750 g de repollo picado • 3 tallos de apio, cortados en diagonal
Preparación	• Sazona el venado con sal y pimienta • Saltea la cebolla y el apio en el aceite de coco en olla grande o revestida de porcelana, ponla a cocinar en fuego medio, hasta que la cebolla comience a ser translúcida. • Quita las verduras. • Agrega la carne de venado y dórala o cocínala hasta que esté dorada y sellada. Añade el tomillo, la canela, la cáscara de naranja y remuévelo. Echa los arándanos, las coles, las verduras salteadas y el caldo • Caliéntalo hasta que empiece a hervir. Tápalo y cocínalo a fuego lento o en medio bajo durante 45- 50 minutos o hasta que la carne de venado se ponga tierna.		
Valores nutricionales			
Calorias	380	384	322
Grasas	9g	8g	4g
Carb	15g	48g	48g
Proteínas	57g	30g	21g
Tiempo de preparación: 15 minutos Comensales: 6			

Albóndigas de ternera en salsa de champiñones

	Tipo proteico	Tipo mixto	Tipo carbohidrato
Ingredientes	• 15 g de cebolla seca • 30 g de perejil muy picado • 30 g de tomillo • 1 huevo mediano cocido • ½ cebolla pequeña, muy picada • 30 gr de frijoles 'R' Us, harina de frijol, arrurruz o harina de soja • 500 ml de agua • 15 ml de salsa de soja tamari • ½ cucharadita angoustura amarga o salsa Worcestershire		
	• 450 g de ternera • 360 g champiñones, en rodajas • 2 cucharadas de aceite de coco • 60 ml de crema fresca o crema agria	• 450 g de ternera • 240 g de champiñones, en rodajas • 2 cucharadas de aceite de coco • 60 ml de crema fresca o crema agria	• 450 g de ternera (magra) • 240 g champiñones, en rodajas • 15 ml de aceite de coco
Preparación	• Mezcla la carne de ternera con la cebolla, el perejil, 1 cucharadita de tomillo y el huevo. • Haz albódigas de 2 o 3 cm • Pon una sartén mediana a fuego medio alto. Derrite el aceite de coco, añade la cebolla, las albóndigas y 1 cucharadita de tomillo. Saltéalo rápidamente, hasta que esté dorado por todos lados, aproximadamente durante 2 minutos. Añade los champiñones y el tomillo restante, y ponlo a saltear 1-2 minutos más. • Agrega la harina y muévelo hasta que quede todo cubierto. Caliéntalo unos 20-30 seg. Añade el agua y déjalo en el fuego, moviéndolo constantemente, hasta que se espese la salsa. Retíralo del fuego y vierte la salsa de soja y la crema agria. Ya está listo para servir.		
Valores nutricionales			
Calorias	428	342	270
Grasas	33g	23g	15g
Carb	7g	7g	6g
Proteínas	26g	28g	28g
Tiempo de preparación:15 minutos Comensales: 4			

Wok de ternera

<table>
<tr><th></th><th>Tipo proteico</th><th>Tipo mixto</th><th>Tipo carbohidrato</th></tr>
<tr><td rowspan="2">Ingredientes</td><td colspan="3"><ul><li>2 dientes de ajo medianos, en rodajas</li><li>1 pieza de jengibre en rodajas</li><li>1 puerro pequeño, lavado y cortado en aros</li><li>1 kg de col china en tiras</li><li>240 g champiñones, cortados por la mitad</li><li>1 pimiento rojo mediano, cortado en tiras</li><li>300 g de guisantes congelados, cortados por la mitad, en diagonal</li><li>15 ml de salsa de soja tamari.</li></ul></td></tr>
<tr><td><ul><li>450 g de solomillo de ternera, cortado en piezas de 2,5 cm</li><li>30 ml de aceite de coco</li></ul></td><td><ul><li>450 g carne de ternera, solomillo o tiras de filetes, cortado en piezas de 3 cm</li><li>30 ml de aceite de coco</li></ul></td><td><ul><li>360 g de filetes de carne de solomillo o tiras de filetes, cortado en piezas de 3 cm</li><li>15 ml de aceite de coco</li></ul></td></tr>
<tr><td>Preparación</td><td colspan="3"><ul><li>Calienta el wok o sartén profunda con revestimiento de porcelana a fuego medio; añade aceite de coco, ajo, jengibre y las rodajas de puerro.</li><li>Saltéalo hasta que comienze a ponerse marrón.</li><li>Agrega la carne y saltéala durante 1-2 minutos. Retira la carne de la sartén y déjala tapada. Retira las rodajas de jengibre.</li><li>Añade la col china y los champiñones cortados por la mitad en la sartén y saltéalo hasta que la col empiece a marchitarse. Agrega las tiras de pimiento rojo y los guisantes congelados durante 1 o 2 minutos más. Añade la carne de ternera u otra carne ya cocinada.</li></ul></td></tr>
<tr><td colspan="4">Valores nutricionales</td></tr>
<tr><td>Calorias</td><td>338</td><td>300</td><td>221</td></tr>
<tr><td>Grasas</td><td>19g</td><td>12g</td><td>7g</td></tr>
<tr><td>Carb</td><td>12g</td><td>11g</td><td>11g</td></tr>
<tr><td>Proteínas</td><td>32g</td><td>38g</td><td>29g</td></tr>
<tr><td colspan="4">Tiempo de preparación: 15 minutos Comensales: 4</td></tr>
</table>

Solomillo a las finas hierbas

<table>
<tr><th></th><th>Tipo proteico</th><th>Tipo mixto</th><th>Tipo carbohidrato</th></tr>
<tr><td rowspan="2">Ingredientes</td><td colspan="3">• 2 cucharaditas de aceite de coco
• 2 cucharadas de mostaza de Dijon
• 2 cucharaditas o rábano picante picado
• 30 g de hojas secas de tomillo
• 1 cucharadita de semillas de apio
• 1 cucharadita de cebolla en polvo
• 1 cucharadita de sal marina gruesa
• ½ cucharadita de pimienta recién molida negro</td></tr>
<tr><td>• 450 g de solomillo de calidad superior</td><td>• 450 g de solomillo de calidad superior</td><td>• 450 g de filetes de avestruz</td></tr>
<tr><td>Preparación</td><td colspan="3">• Saca la carne de la nevera al menos media hora antes de cocinarla. Precalienta el horno y prepáralo para asar. Ajusta la parrilla del horno para pollos.
• Con un cepillo empapa ambos lados del filete con aceite de coco. Mezcla la mostaza de Dijon con el rábano y extiéndelo de manera uniforme sobre ambos lados del filete. Coloca los filetes en una bandeja ligeramente engrasada.
• En una taza pequeña, mezcla el tomillo, el apio, la cebolla en polvo, sal y pimienta. Divide la mezcla y espárcela en cada lado de la carne.
• Dora el filete unos 3-4 minutos de cada lado, o hasta que se dore por encima. Ponlo en un plato y déjalo reposar durante 1 minuto.
• Córtalo y sírvelo.</td></tr>
<tr><td colspan="4">Valores nutricionales</td></tr>
<tr><td>Calorias</td><td>315</td><td>254</td><td>176</td></tr>
<tr><td>Grasas</td><td>18g</td><td>14g</td><td>6g</td></tr>
<tr><td>Carb</td><td>2g</td><td>2g</td><td>2g</td></tr>
<tr><td>Proteínas</td><td>35g</td><td>28g</td><td>27g</td></tr>
<tr><td colspan="4">Tiempo de preparación: 10 minutos Comensales: 4</td></tr>
</table>

Chuletas de cordero con limón y hierbas

<table>
<tr><th></th><th>Tipo proteico</th><th>Tipo mixto</th><th>Tipo carbohidrato</th></tr>
<tr><td rowspan="2">Ingredientes</td><td colspan="3">
• 1 cucharadita de ralladura de limón (sin lo blanco) / ½ cucharadita de pimienta de limón
• ½ cucharadita de romero, machacado
• 1 cucharadita de orégano
• 1 cucharadita de estragón
• 45 ml de zumo de limón
• 15 ml de salsa de soja tamari</td></tr>
<tr><td>• 6 paletillas de cordero o chuletas</td><td>• 4 paletillas de cordero o chuletas</td><td>• 4 pechugas de pollo</td></tr>
<tr><td>Preparación</td><td colspan="3">
• Calienta una sartén grande a fuego medio-alto. Dora las chuletas de cordero / pechugas de pollo por ambos lados.
• Mezcla en un tazón pequeño la cáscara de limón con las hierbas, el zumo de limón y el tamari.
• Échalo sobre las chuletas /el pollo en la olla, cúbrelo y cocínalo a fuego medio-bajo durante 20-25 minutos o hasta que se pongan tiernos.
• Esto también podría utilizarse como condimento para pasta o para asar a la plancha lomo o chuletas de cordero. Simplemente reduce el zumo de limón con 15 g de la mezcla de hierbas, creando así una pasta. Pon las pechugas y las chuletas y ásalo durante 3-4 minutos por cada lado, dependiendo del grosor de las mismas. No lo dejes demasiado tiempo en el fuego.</td></tr>
<tr><td colspan="4">Valores nutricionales</td></tr>
<tr><td>Calorias</td><td>423</td><td>317</td><td>245</td></tr>
<tr><td>Grasas</td><td>29g</td><td>21g</td><td>12g</td></tr>
<tr><td>Carb</td><td>2g</td><td>2g</td><td>1,3g</td></tr>
<tr><td>Proteínas</td><td>37g</td><td>28g</td><td>24g</td></tr>
<tr><td colspan="4">Tiempo de preparación: 10 minutos Comensales: 4</td></tr>
</table>

Hamburguesas de búfalo y rábano picante

	Tipo proteico	Tipo mixto	Tipo carbohidrato
Ingredientes	• 2 cucharadas de rábano picante • ½ cucharadita de condimento vegetal o avecrem o glutamato de sodio • 3-4 granos de pimienta negra molida		
	• 510 g de bisonte o carne de búfalo	• 450 g de bisonte o carne de búfalo	• 450 g de avestruz picada
Preparación	• Mezcla la carne molida con otros ingredientes y prepara unas hamburguesas. • Hazlas en el horno, a la parrilla o fríelas en una sartén de hierro fundido a fuego medio alto durante 3-4 minutos por cada lado hasta que estén doradas. • No las hagas demasiado. • Sírvelas inmediatamente		
Valores nutricionales			
Calorias	322	259	172
Grasas	23g	18g	11g
Carb	1g	1g	0,5g
Proteínas	27g	21g	17g
Tiempo de preparación: 10 minutos Comensales: 4			

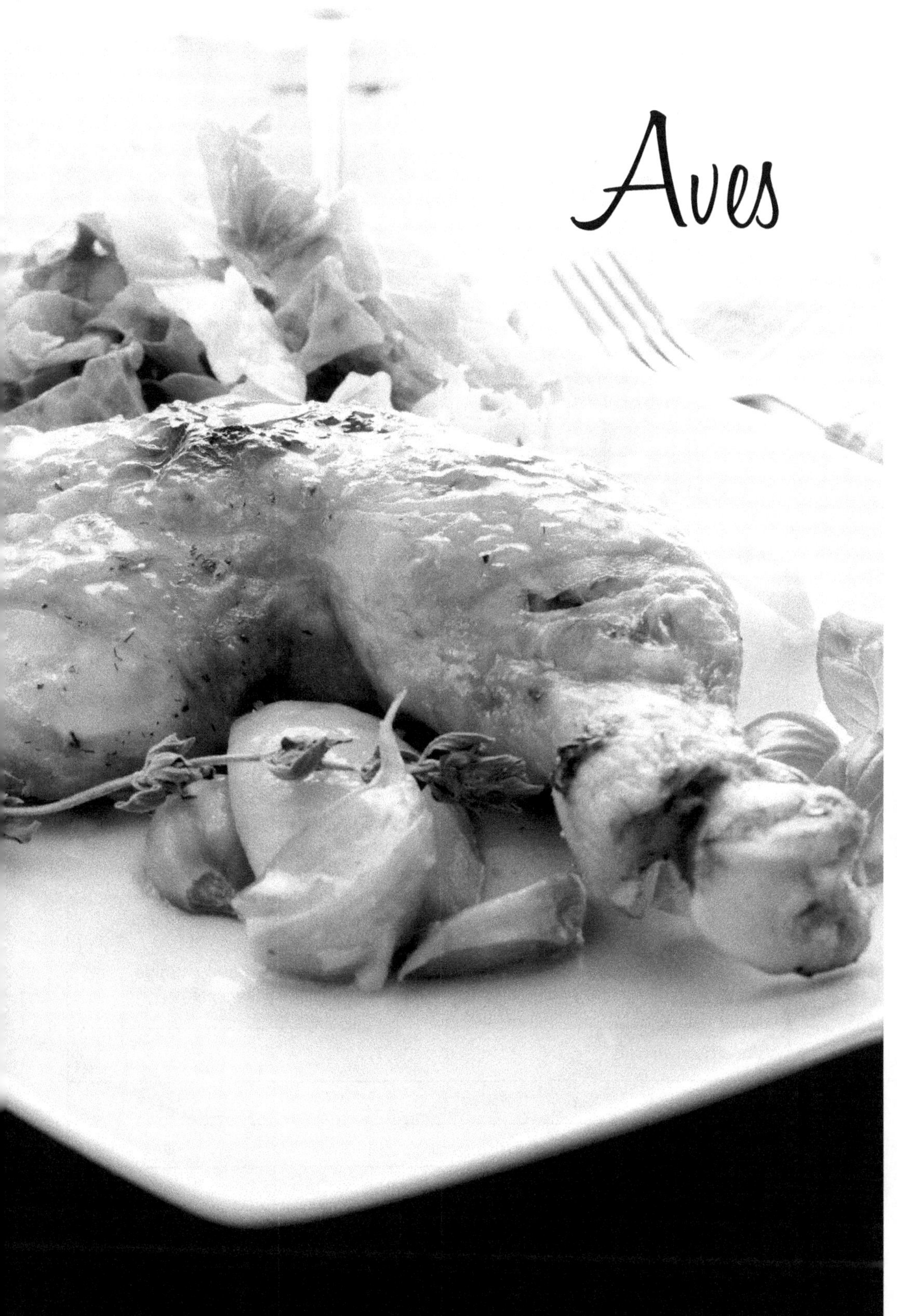

Aves

Guiso de pavo en cazuela de barro

	Tipo proteico	Tipo mixto	Tipo carbohidrato
Ingredientes	• 2 puerros medianos, en rodajas • 2 cucharaditas de tomillo • 2 cucharaditas de orégano • 1 cucharadita de glutamato de sodio o de avecrem de condimento vegetal • 1 zanahoria mediana, picada • 1 rama de canela • 500 ml de agua o caldo de pollo de corral • 250 g de lentejas o brotes de soja		
	• 4 tallos de apio, cortados en trozos • 250 g de colinabo, pelado y cortado en trozos • 900 g de pavo (pierna o muslo) • 1 lata de 480 g de tomate	• 2 tallos de apio, cortados en trozos • 250 g de calabaza de invierno, pelada y cortadas en trozos • 900 g de pavo • 1 lata de 480 g de tomate	• 2 tallos de apio, cortados en trozos • 250 g de calabaza de invierno, pelada y cortada en trozos • 450 g de carne de pechuga de pavo • 840 g de tomate en lata • Reduce 1 hora del tiempo de cocción
Preparación	• Corta el pavo en trocitos, ponlo en olla de barro con la piel hacia abajo hasta que empiece a soltar grasa. Dale una vuelta a los trozos de pavo y agrega los puerros y el apio. Muévelo y añade el tomillo, el orégano y el condimento vegetal. Saltéalo hasta que se vuelvan translúcidos. • Añade los trozos de calabaza, las zanahorias, la rama de canela, los tomates, el agua o el caldo de verduras y cocínalo a fuego lento y tapado, durante 2-3 horas a fuego medio o de 6 a 8 horas si lo pones a una temperatura más baja. • Añade las lentejas o los brotes de soja un par de minutos antes de servirlo y quita la canela en rama. Sírvelo inmediatamente.		
Valores nutricionales			
Calorias	284	252	254
Grasas	10g	9g	4g
Carb	24g	25g	44g
Proteínas	25g	21g	15g
Tiempo de preparación: 15 minutos Comensales: 4			

Ensalada de pollo crujiente

<table>
<tr><th></th><th>Tipo proteico</th><th>Tipo mixto</th><th>Tipo carbohidrato</th></tr>
<tr><td rowspan="2">Ingredientes</td><td colspan="3">• 30 g de cebollas verdes picadas
• 250 g de jícama pelada y cortada en juliana
• 30 ml de zumo de zumo de limón
• ½ cucharadita de sal marina
• ½ de pimienta negra recién molida
• 3 gota de amargo de angostura (opcional)
• Hojas de lechuga o espinacas (opcional)</td></tr>
<tr><td>• 1 kg de sobras pollo cocido (carne oscura)
• 750 g de trozos de apio cortados en trozos
• 125 g de nueces, picado en trozos grandes
• 175 g mayonesa</td><td>• 750 g de sobras de pollo cocido
• 500 g de apio cortados en trozos grandes
• 60 g de nueces, picadas
• ⅔ taza de mayonesa básica</td><td>• 500 g de sobras de pollo cocido (carne blanca)
• 500 g de apio cortados en trozos grandes
• 30 g de nueces, picadas en trozos grandes,
• 30 g de perejil para espolvorearlo por encima
• 160 g de mayonesa u 80 g de yogur bajo en grasa</td></tr>
<tr><td>Preparación</td><td colspan="3">• Mete todos los ingredientes en un tazón grande o en una olla ligeramente engrasada hasta que se queden bien mezclado.
• Si lo vas a servir como una ensalada, déjalo enfriar o sírvelo inmediatamente sobre lechuga y hojas de espinaca.
• Si lo quieres servir como plato caliente precalienta el horno a 180ºC, coloca el pollo en una cazuela ligeramente engrasada. Cúbrelo con 15 g de semillas de sésamo o con queso parmesano. Hornéalo durante 15-18 minutos hasta que se caliente.</td></tr>
<tr><td colspan="4">Valores nutricionales</td></tr>
<tr><td>Calorias</td><td>260</td><td>197</td><td>170</td></tr>
<tr><td>Grasas</td><td>14g</td><td>10g</td><td>7g</td></tr>
<tr><td>Carb</td><td>6g</td><td>5g</td><td>9g</td></tr>
<tr><td>Proteínas</td><td>27g</td><td>22g</td><td>22g</td></tr>
<tr><td colspan="4">Tiempo de preparación: 10 minutos Comensales: 5</td></tr>
</table>

Pollo asado

	Tipo proteico	Tipo mixto	Tipo carbohidrato
Ingredientes	• 15 g mantequilla natural u orgánica, suavizada • 1 diente de ajo mediano picado • Una cucharadita de sal marina • 4-5 g de pimienta negra recién molida • 30 g de tomillo		
	• De 2,7 a 3,6 kg de pollo para asar (elige carne oscura, como por ejemplo, el muslo de pollo)	• De 2,7 a 3,6 kg de pollo para asar (elige mitad carne oscura y mitad carne blanca)	• De 2,7 a 3,6 kg de pollo para asar (elige carne blanca, como por ejemplo, la pechuga de pollo)
Preparación	• Precalienta el horno a 180ºC, lava el pollo y quítale la grasa de y las vísceras. • Mezcla la mantequilla, el ajo picado, la sal, la pimienta y el tomillo en un tazón pequeño, frota esta pasta en la parte exterior del pollo y déjalo reposar. • Coge el molde para hornear y ponlo en el horno sin tapar, rociándolo con frecuencia, durante aproximadamente 1 hora y media (más o menos 20 minutos por cada 500 g). Coloca el pollo con la pechuga hacia arriba durante media hora hasta que se vuelva marrón. • Sácalo del horno cuando notes que ya están hechos y no suelten ningún tipo de caldo ni sangre. Déjalo reposar, tapado, durante 5 o 10 minutos. Para hacer la salsa solo tienes que raspar el jugo sobrante de la bandeja si quieres también lo puedes acompañar de 1 cucharada y media de arrurruz, disuelta en dos tazas de agua (500 ml). • Corta el pollo en porciones o rodajas y pon la salsa al lado. • Quítale la piel antes de comértelo. Las sobras y huesos del pollo que queden guárdalas en el frigorífico o congélalas y tendrás comida para toda la semana.		
Valores nutricionales			
Calorias	232	215	196
Grasas	11g	8g	5g
Carb	0g	0g	0g
Proteínas	31g	33g	35g
Tiempo de preparación: 75 minutos Comensales: 10			

Pollo a la barbacoa de Cornell

	Tipo proteico	Tipo mixto	Tipo carbohidrato
Ingredientes	• 150 g de carne oscura • 500 gr de salsa barbacoa de Cornell	• 4 mitades de pollo • 375 ml de salsa barbacoa	• 3 porciones de carne blanca • 250 ml de salsa de barbacoa Cornell
Preparación	• Marina el pollo para freírlo en la freidora o asarlo en el horno en la salsa barbacoa, déjalo reposar unas 8 horas. • Precalienta el horno o la barbacoa. Aunque hacerlo a la barbacoa es sin duda la mejor opción. Cocina el pollo y rocíalo de forma abundante y de forma regular con la salsa barbacoa. Dale la vuelta de vez en cuando. Si lo haces en una barbacoa al aire libre déjalo aproximadamente 1 hora y media hasta que estén tiernas y tostadas. • Corta cada mitad en 2-3 porciones, según el plan de alimentación expuesto anteriormente. • De 4 a 6 mitades suelen ser suficientes para que coman 8-10 personas, a menos que haya algún glotón entre ellos. Sírvelo de inmediato. • Se puede preparar en la barbacoa o en el horno, siempre y cuando se reduzca el tiempo de cocción. Aunque en la barbacoa sabe mucho mejor. Guarda los restos en el frigorífico.		
Valores nutricionales			
Calorias	275	260	239
Grasas	16g	13g	10g
Carb	1g	1g	1g
Proteínas	31g	33g	35g
Tiempo de preparación: 95 minutos Comensales: 8-10			

Pollo Piccata

	Tipo proteico	Tipo mixto	Tipo carbohidrato
Ingredientes	• 125 g de harina de almendras blanqueadas • ½ cucharadita de sal marina celta • ½ cucharadita de salsa especial del chef • 5 cucharadas de aceite de semillas • 60 ml de zumo de limón • 250 g de caldo de pollo • 60 g de alcaparras en salmuera • 60 g de perejil fresco picado		
	• 225 g de muslo de pollo • 75 ml de aceite de oliva virgen extra	• 675 g de pechuga de pollo y muslo • 75 ml de aceite de oliva virgen extra	• 675 g de pechuga de pollo • 45 ml de aceite de oliva virgen
Preparación	• Corta las pechugas de pollo por la mitad de forma horizontal, y échale mantequilla. Si las piezas son grandes, córtalas por la mitad y vuelve a cortarla de nuevo por la mitad. • Coloca las piezas de pollo entre dos pedazos de papel de horno pergamino y ponlo en una sartén • Mezcla la harina, la sal y salsa del chef • Enjuaga las piezas de pollo en agua, pásalas por harina y vierte sobre ellas la mezcla, hasta que quede todo bien cubierto • Calienta el aceite de oliva y 2 cucharadas de aceite de semilla de uva en una sartén grande a fuego medio alto. Añade la mitad de los trozos de pollo y dóralos por cada lado durante unos 3 minutos hasta que queden dorados por ambas partes. • Pásalo de una sartén a un plato y pon el resto del pollo a cocinar y después quita la sartén del fuego. • Coloca en un plato las pechugas de pollo y ponlas en el horno para que se mantengan calientes mientras se prepara la salsa • Mete el zumo de limón, el caldo de pollo y las alcaparras a la sartén y utiliza una espátula de metal para mover el pollo y echar la salsa. • Reduce la salsa a la mitad y bátelo con las 3 cucharadas restantes de aceite de semilla de uva • Emplata el pollo, vierte la salsa por encima y espolvoréalo con perejil.		
Valores nutricionales			
Calorias	284	225	190
Grasas	14g	11g	7g
Carb	8g	8g	8g
Proteínas	28g	26g	30g
Tiempo de preparación: 30 minutos Comensales: 4-6			

Wok de pollo

	Tipo proteico	Tipo mixto	Tipo carbohidrato
Ingredientes	• 5 dientes de ajo, muy picados • 60 ml de salsa de pescado • 65 ml de zumo de limón fresco • 125 g de caldo de pollo • 4-5 cebollas verdes, cortadas en trozos pequeños • 1 paquete de 360 gr de brócoli o repollo • 3 zanahorias medianas, cortadas en tiras		
	• 900 g carne oscura de pollo, cortado piezas de 2 cm • 75 ml de aceite de coco • 45 g de perejil fresco picado	• 900 g carne oscura de pollo, cortado piezas de 2 cm • 60 g de aceite de coco • 75 g de perejil fresco picado	• 900 g carne blanca de pollo, cortado piezas de 2 cm • 30 ml de aceite de coco • 75 g de perejil fresco picado
Preparación	• Calienta un wok o sartén profunda revestida de porcelana a fuego medio-alto • Sofríe el ajo en el aceite de coco hasta que estén crujientes. • Añade la carne de pollo y saltéalo unos 3 minutos hasta que se dore. • Añade la salsa de pescado, el zumo de limón y el caldo de pollo. Cocínalo a fuego lento hasta que el pollo esté bien listo durante aproximadamente 5-8 minutos. • Añade ahora la ensalada de brócoli y zanahoria y saltéala hasta que esté blanda pero entera. • Adórnalo todo con cebolla verde y perejil.		
Valores nutricionales			
Calorias	314	293	284
Grasas	9,8g	7g	4g
Carb	29g	29g	27g
Proteínas	30g	28g	26g
Tiempo de preparación: 15 minutos Comensales: 3			

Tortilla de champiñones con Kefir

	Tipo proteico	Tipo mixto	Tipo carbohidrato
Ingredientes	• 2 cucharadas de kéfir • Queso Cheddar (al gusto) • Una pizca de sal marina y pimienta negro		
	• 2 cucharadas de aceite de oliva virgen extra o mantequilla • 6 huevos • 4-5 champiñones	• 2 cucharadas de aceite de oliva virgen extra o mantequilla • 5 huevos • 2-3 champiñones	• 15 ml de aceite de oliva virgen extra o mantequilla • 4 huevos • 2 champiñones
Preparación	• Mezclarlos huevos y el kéfir en un bol aparte y añade la sal marina y la pimienta. • Después corta los champiñones muy finos y saltéalos en mantequilla o en aceite de oliva hasta que estén dorados. • Apaga el fuego. Antes de añadir la mezcla de huevo y el kéfir y extiéndela uniformemente sobre el plato. • Cuando la tortilla comience a formarse, pero todavía haya algo de huevo crudo en la parte superior, añade el queso cheddar. Retira la tortilla del fuego y usa el mango para darle la vuelta a la tortilla en la sartén. Usa un tenedor o una espátula para doblarla sobre sí misma. • Sírvela inmediatamente		
Valores nutricionales			
Calorias	311	300	290
Grasas	26g	23g	15g
Carb	5g	5g	3g
Proteínas	15g	15g	11g
Tiempo de preparación: 6 minutos Comensales: 2			

Pollo con naranja y aceitunas

	Tipo proteico	Tipo mixto	Tipo carbohidrato
Ingredientes	• 30 g de pimentón • 2 dientes de ajo picados • 30 ml de vinagre de jerez • 1 naranja • 60 g de perejil muy picado • 125 g de aceitunas negras deshuesadas (tratan marroquí aceite curar-o griego de Kalamata)		
	• 675 g de muslo de pollo, cortado en trozos de 2 cm • 60 g de aceite de oliva virgen	• 675 g de muslo de pollo, cortado en trozos de 2 cm • 60 g de aceite de oliva virgen	• 675 g de muslo de pollo, cortado en trozos de 2 cm • 30 g de aceite de oliva virgen
Preparación	• Bate el pimentón, el ajo, el aceite de oliva y el vinagre. • Sazona el pollo ligeramente. Vierte la mitad de la vinagreta sobre el pollo. • Cocina el pollo en una sartén a fuego alto por 10 a 12 minutos hasta que esté hecho. • Mientras el pollo se cuece, pela la naranja y córtala tan lejos de la pulpa blanca como te sea posible. Corta cada gajo de naranja por la mitad o en tres trozos. • Echa en un tazón los pedazos de naranja, el perejil, las aceitunas y las hojas de pimiento rojo. • Añade el pollo y rocía la vinagreta restante en la parte superior. Muévelo suavemente para mezclarlo. • Sírvelo frío o a temperatura ambiente		
Valores nutricionales			
Calorias	340	296	225
Grasas	22g	18g	13g
Carb	6g	5g	3g
Proteínas	53g	40g	35g
Tiempo de preparación: 20 minutos Comensales: 4			

Huevos y puerros con mantequilla

	Tipo proteico	Tipo mixto	Tipo carbohidrato
Ingredientes	• 2 cucharadas de kéfir • Queso Cheddar (al gusto) • Una pizca de sal marina y pimienta negra		
	• 8 huevos • 2-4 lonchas de bacon ahumado, desmenuzado • 45 g de mantequilla	• 6 huevos • 2-4 lonchas de bacon cocido, desmenuzado • 30 g de mantequilla	• 4 huevos • 1-2 lonchas de jamón cocido • 15 g de mantequilla
Preparación	• Corta los tallos verdes más oscuros de los puerros y corta los que estén de un color verde más claro o blanco • Córtalos en tiras. Enjuágalos bien y luego corta los puerros en tiras finas. • Derrite 30 g de mantequilla en una sartén a fuego medio-bajo y agrega los puerros, saltéalos suavemente durante unos minutos antes de tapar la olla y deja los puerros durante 8-10 minutos en el fuego hasta que estén muy blandos. • Mantenlo a fuego lento y muévelo de vez en cuando; que adquiera un todo tostado, pero sobre todo intenta que los puerros estén blandos. • Mientras se cuecen los puerros, bate los huevos con 15 g de crema y una pizca de sal y pimienta. • Calienta la cucharada restante de mantequilla en una sartén a fuego lento echa los huevos. Mantenlo a fuego lento y mueve los huevos constantemente y déjalos que se cuezan. • Cuando los huevos estén cocidos pero aún un poco blandos y suaves, retíralos del fuego y ponlo en dos platos. • Vierte los 30 ml de crema sobre los puerros y sazónalos con sal si es necesario. Pon en un plato los huevos revueltos y los puerros y decóralo con bacon / jamón.		
Valores nutricionales			
Calorias	350	330	312
Grasas	29g	27g	22g
Carb	10g	8g	6g
Proteínas	17g	17g	15g
Tiempo de preparación: 15 minutos Comensales: 2			

Tortilla de hinojo y aceitunas

	Tipo proteico	Tipo mixto	Tipo carbohidrato
Ingredientes	• 1 bulbo de hinojo, en rodajas muy finas • 2-3 dientes de ajo • 125 g de cebolla muy picada • Albahaca fresca • 125 g de aceitunas sin hueso • Sal marina al gusto • Queso de cabra o queso feta (opcional)		
	• 60 ml de aceite de oliva virgen extra • 2 tomates, picados • 8 huevos batidos	• 60 ml de aceite de oliva virgen extra • 2 tomates, picados • 8 huevos batidos	• 60 ml de aceite de oliva virgen extra • 2 tomates, picados • 4 huevos batidos
Preparación	• Calienta 2 cucharadas de aceite de oliva en una sartén a fuego medio-alto y añádele el hinojo, saltéalo hasta que estén ligeramente dorados. • Agrega el ajo y los tomates y sofríelo durante 5 minutos más. • Échalo en un bol y mézclalo con las aceitunas y la albahaca. Sal al gusto. • Calienta el resto del aceite de oliva en una sartén. Añade la mitad de los huevos batidos a la sartén. • A medida que los huevos se vayan cocinando, usa una espátula para levantar los bordes de la tortilla e inclina la sartén de modo que el huevo crudo entre en contacto directo con la sartén. • Pasados 3 minutos, cuando ya tenga forma la tortilla añade la mitad de la mezcla de tomate a un lado de los huevos. • Utiliza una espátula para doblar la parte superior de la tortilla por la mitad; déjalo en el fuego un minuto más y después ponlo en un plato. • Repite el mismo procedimiento para hacer otra tortilla		
Valores nutricionales			
Calorias	285	274	260
Grasas	20g	18g	15g
Carb	8g	6,5g	5g
Proteínas	16g	15g	13g
Tiempo de preparación: 20 minutos Comensales: 2			

Burritos

	Tipo proteico	Tipo mixto	Tipo carbohidrato
Ingredientes	• Lata de 60 g de chiles verdes en trozos • 60 g de cebolla finamente picada cilantro • 60 g de carne (filetes, carne picada o pollo desmenuzado) • 1 aguacate cortado en trozos grandes o pequeños • Salsa picante para colocarla en el lado (opcional)		
	• 6 huevos, claras y yemas por separado • ½ cebolla, muy picada • 1 tomate, muy picado • ½ pimiento rojo cortado en tiras	• 4 huevos, blancas y yemas por separado • ½ cebolla picada muy fina • 1-2 tomates, muy picados • 1 pimiento rojo cortado en tiras	• 3 huevos, claras y yemas por separado • 1 cebolla, muy picada • 2 tomates, muy picados • 1 pimiento rojo cortado en tiras
Preparación	• Bate las claras de huevo. • Calienta un poco de aceite en una sartén mediana. Vierte la mitad de las claras de huevo en la sartén, muévelos por la sartén de forma que la clara quede extendida en una capa fina y uniforme. • Tras 30 segundos, pon una tapa sobre la olla y déjalo en el fuego 1 minuto más. • Utiliza una espátula de goma para separarla y echa la clara de huevo de la "tortilla" en la sartén. • Repite una vez más esta operación con las claras de huevo restantes. • En la misma sartén, sofríe la cebolla con el aceite durante un minuto y luego el tomate, el chili verde, el pimiento rojo, el cilantro y la carne. • Bate las yemas de huevo y échalas en la olla, mézclalo con otros ingredientes. • Finalmente añade el aguacate y luego echa una cucharada de relleno en cada tortilla resultante • Enrolla las claras de huevo hasta que adquieran la forma de burritos y sírvelos con salsa picante.		
Valores nutricionales			
Calorias	254	238	220
Grasas	6g	5g	4g
Carb	22g	22g	20g
Proteínas	30g	30g	15g
Tiempo de preparación: 25 minutos Comensales: 2			

Arroz con pollo y coliflor

	Tipo proteico	Tipo mixto	Tipo carbohidrato
Ingredientes	• 15 ml de aceite de oliva virgen • 1 jalapeño, muy picado • 2 dientes de ajo, muy picados • 1 lata de 435 g de tomates picados • 250 ml de caldo de pollo • Hebras de azafrán • 1 cucharadita de comino • 1 cucharadita de sal marina • 1 coliflor, picada • 500 g de guisantes congelados		
	• 1125 g de muslos de pollo, cortados en trozos pequeños o tiras sin hueso • ½ cebolla, muy picada • ½ pimiento verde, picado o cortado en tiras • ½ pimiento rojo, picado o cortado en tiras	• 1125 g de muslos de pollo, cortados en trozos pequeños o tiras sin hueso • 1 cebolla, muy picada • 1 pimiento verde, picado o cortado en tiras • 1 pimiento rojo, picado o cortado en tiras	• 1125 g de muslos de pollo, cortados en trozos pequeños o tiras sin hueso • 1 cebolla, muy picada • 1 pimiento verde, picado o cortado en tiras • 1 pimiento rojo, picado o cortado en tiras
Preparación	• Si tienes una picadora utilízala para ahorrar tiempo cortando y rallando con él la cebolla, el jalapeño, el ajo y los pimientos, todo junto. La coliflor también es más fácil de rallar con la picadora. • En una olla profunda, calienta el aceite a temperatura media-alta y añade el pollo. Cocínalo durante 4-6 minutos hasta que estén bien dorados. • Echa más aceite si es necesario, a continuación, añade la cebolla, el ajo, el jalapeño y el pimiento y cocínalo también durante varios minutos. • Echa los tomates y su jugo, el caldo, el azafrán, el comino, la sal y la coliflor. • Remuévelo bien. • Tápalo rápidamente con la tapa en el fuego durante 10 minutos, y a continuación, añade los guisantes y déjalo a fuego lento unos minutos		
Valores nutricionales			
Calorias	257	249	238
Grasas	10g	9.5g	8g
Carb	28g	25g	20g
Proteínas	13g	13g	15g
Tiempo de preparación: 30 minutos Comensales: 4			

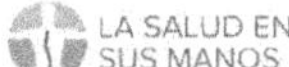

Pinchitos de pollo con chili y ajo

	Tipo proteico	Tipo mixto	Tipo carbohidrato
Ingredientes	• 6 pinchos de madera, remojados en agua fría durante 30 minutos • 30 ml de aceite de oliva virgen extra • 15 g de chiles rojos, sin semillas y muy picados • 4 dientes de ajo, muy picados • 90 ml de zumo de limón		
	• 2 pechuga de pollo, cortado en trozos	• 1 pechuga de pollo, cortado en trozos	• 2 pechugas de pollo, cortadas en trozos
Preparación	• Precalienta el horno ventilador a 180ºC o calienta la plancha a una temperatura muy alta. • Para hacer la salsa de chile y ajo, mezcla el aceite, los chiles, el ajo y el zumo de limón en un tazón pequeño. Déjalo reposar durante unos minutos. • Ponga los trozos de pollo en los pinchos de madera y colóquelos en una bandeja de horno forrada con papel de hornear. Vierte el chile y la salsa de ajo sobre el pollo, cubriéndolo bien. • Hornea las brochetas en el horno durante 30-40 minutos o hasta que el pollo esté listo. • Si cocinas el pollo con una plancha de cocina normal hazlo durante 5-6 minutos por cada lado. • Sírvelo.		
Valores nutricionales			
Calorias	153	149	145
Grasas	2,5g	2g	1,4g
Carb	7g	6,8g	6,4g
Proteínas	27g	27g	26,5g
Tiempo de preparación: 45 minutos Comensales: 2			

Pollo al larb gai

	Tipo proteico	Tipo mixto	Tipo carbohidrato
Ingredientes	• 15 ml de aceite • 1 chile picado • 1 diente de ajo, muy picado • 250 ml de caldo de pollo • ½ cucharadita de pasta de curry rojo • 30 ml de salsa de pescado o 15 g de sal marina • 60 ml de zumo de limón • 125 g de hojas de menta, muy picadas • 1 manojo de cilantro, muy picado • 1 cebolla roja, bien en rodajas • 3 muslos de pollo		
	• 2 pechugas de pollo	• 1 muslo de pollo	• 3 pechugas de pollo
Preparación	• Pon el pollo en la picadora y conviértelo en carne picada • Calienta el aceite en una sartén grande a fuego medio-alto. Añade el aceite, el chile y el ajo y fríalo durante 1 minuto. Echa el pollo picado y remuévelo constantemente hasta que esté cocido asegurándote de romper cualquier gran bulto. • Añade el caldo de pollo y déjalo a fuego lento durante 8-10 minutos, o hasta que el líquido se condense. Añade la pasta de curry, la salsa de pescado (o sal marina), el zumo de limón y déjalo a fuego lento durante otros 2-3 minutos. • Retira la sartén del fuego, añade la menta, el cilantro y la cebolla y mézclalo bien. • Déjalo reposar durante 2 minutos antes de servirlo.		
Valores nutricionales			
Calorias	171	165	156
Grasas	3g	2,2g	1,5g
Carb	12g	12g	10g
Proteínas	25g	25g	25g
Tiempo de preparación: 20 minutos Comensales: 3			

Schnitzel de pollo con almendras

<table>
<tr><th></th><th>Tipo proteico</th><th>Tipo mixto</th><th>Tipo carbohidrato</th></tr>
<tr><td rowspan="2">Ingredientes</td><td colspan="3">• ⅔ taza de avellanas molidas
• Sal marina al gusto</td></tr>
<tr><td>• 2 muslos de pollo
• 2 huevo batido</td><td>• 1 pechuga de pollo
• 1 muslo de pollo
• 1 huevo batido</td><td>• 2 pechugas de pollo
• 1 huevo batido</td></tr>
<tr><td>Preparación</td><td colspan="3">• Precalienta el horno ventilador-forzada a 180ºC
• Coloca las pechugas de pollo o el muslo entre dos trozos de papel de hornear. Utiliza un martillo para carne o el final de un rodillo, para aplanar la carne hasta que alcancen 2 cm de espesor.
• Rompe en un tazón mediano un huevo, bátelo y échale avellanas trituradas.
• Sumerge cada pechuga de pollo en la mezcla de huevo batido hasta que estén bien recubiertas, a continuación, colócala sobre las avellanas molidas, dándole vueltas hasta que queden bien cubiertas.
• Pon el pollo en una bandeja para hornear forrada con papel de hornear y hornéalo en el horno durante 30-40 minutos, o hasta que el pollo se cueza totalmente.
• Sírvelo con una ensalada o verduras al vapor.</td></tr>
<tr><td colspan="4">Valores nutricionales</td></tr>
<tr><td>Calorias</td><td>150</td><td>146</td><td>142</td></tr>
<tr><td>Grasas</td><td>3,1g</td><td>2,3g</td><td>1,2g</td></tr>
<tr><td>Carb</td><td>19,3g</td><td>17,3g</td><td>15,7g</td></tr>
<tr><td>Proteínas</td><td>14,8g</td><td>13,5g</td><td>11,5g</td></tr>
<tr><td colspan="4">Tiempo de preparación: 50 minutos Comensales: 2</td></tr>
</table>

Pollo satays con cilantro y chili

<table>
<tr><th></th><th>Tipo proteico</th><th>Tipo mixto</th><th>Tipo carbohidrato</th></tr>
<tr><td rowspan="2">Ingredientes</td><td colspan="3">• 6 pinchos de madera, remojados en agua fría durante 30 minutos.

Marinada:
• 15 ml de aceite de oliva virgen extra
• 60 ml de zumo de limón
• 1 cebolla picada
• 2 dientes de ajo
• 250 g de hojas de cilantro fresco
• 15 g de cúrcuma molida
• 15 g dede chile
• 15 g de garam masala
• 15 g de semillas de cilantro</td></tr>
<tr><td>• 2 pechugas de pollo, cortados en trozos</td><td>• 1 pechuga de pollo, cortada en trozos</td><td>• 2 pechugas de pollo, cortados en trozos</td></tr>
<tr><td>Preparación</td><td colspan="3">• 2 pechugas de pollo, cortados en trozos
• Mete el aceite de oliva, el jugo de limón, la cebolla, los dientes de ajo, el cilantro, la cúrcuma, las semillas del garam masala y el cilantro molido en una picadora y mézclalo a máxima velocidad hasta que adquiera una textura suave.
• Coge el pollo y pínchalo en la madera, ponlos en un plato, vierte la marinada sobre el pollo y dale la vuelta hasta que estén bien cubiertos. Cubre el plato y refrigéralo durante 1-2 horas.
• Precalienta el horno ventilador a 180ºC
• Coloca los pinchos de pollo en una bandeja de horno forrada con papel de hornear, extiende la marinada con un cepillo. Hornéalo en el horno durante 20-30 minutos hasta que el pollo esté listo.
• Sírvelo.</td></tr>
<tr><td colspan="4">Valores nutricionales</td></tr>
<tr><td>Calorias</td><td>190</td><td>1833,5</td><td>175</td></tr>
<tr><td>Grasas</td><td>7g</td><td>5,2g</td><td>4g</td></tr>
<tr><td>Carb</td><td>8g</td><td>8g</td><td>7g</td></tr>
<tr><td>Proteínas</td><td>23g</td><td>21,3g</td><td>20g</td></tr>
<tr><td colspan="4">Tiempo de preparación: 120 minutos Comensales: 2</td></tr>
</table>

Costillitas asadas al estilo caribe

<table>
<tr><th></th><th>Tipo proteico</th><th>Tipo mixto</th><th>Tipo carbohidrato</th></tr>
<tr><td rowspan="2">Ingredientes</td><td colspan="3">• 90 g de condimento de aliño caribeño
• 90 g de ajo picado o ajo en polvo
• 90 g de cebolla picada
• 90 g de cebolla en polvo o seca picada
• 30 g de pimienta de Jamaica
• 1 cucharada de chiplote seco o pimiento rojo
• 2 pimentones húngaros
• 1 paquete plus de Stevia / o un edulcorante alternativo
• 15 ml de jugo de caña orgánica seca
• 30 g de tomillo
• 30 g de canela molida
• 30 g de nuez moscada molida
• 1 ½ cucharadita habanero picado
• Ralladura de Ground o la cáscara de 2 limones. Guárdalo en un recipiente tapado en el frigorífico, aguantará hasta un mes.</td></tr>
<tr><td>• 2 mitades de pollos, porción de carne oscura
• 15 ml de aceite de coco o mantequilla</td><td>• 2 mitades de pollos, carne blanca y oscura
• 15 ml de aceite de coco o mantequilla</td><td>• 2 mitades de pollos, porción de carne blanca
• ½ cucharada de aceite de coco o mantequilla</td></tr>
<tr><td>Preparación</td><td colspan="3">• Calienta la plancha o el horno.
• Fríe el pollo ligeramente con aceite y después sazónalo todo con el condimento Caribe Jerk
• Ponlo a asar o a la plancha y muévelo de forma continua hasta que el pollo esté tierno, aproximadamente de 1 a 1 hora y media.</td></tr>
<tr><td colspan="4">Valores nutricionales</td></tr>
<tr><td>Calorias</td><td>232</td><td>215</td><td>196</td></tr>
<tr><td>Grasas</td><td>11g</td><td>8g</td><td>5g</td></tr>
<tr><td>Carb</td><td>0g</td><td>0g</td><td>0g</td></tr>
<tr><td>Proteínas</td><td>31g</td><td>33g</td><td>35g</td></tr>
<tr><td colspan="4">Tiempo de preparación: 90 minutos Comensales: 5</td></tr>
</table>

Chuletas de pollo rápidas

	Tipo proteico	Tipo mixto	Tipo carbohidrato
Ingredientes	• 1 ¼ cucharadita de sal marina • 4-6 granos de pimienta negra molida • 60 ml de zumo de limón • 60 g de romero fresco o seco y picado		
	• 45 g de aceitunas verdes, cortadas por la mitad • 630 g muslos de pavos deshuesados • 60 g de aceite de coco o mantequilla	• 30 g de aceitunas verdes, cortadas por la mitad • 630 g muslos de pavos deshuesados • 60 g de mantequilla o aceite de coco	• 30 g de alcaparras • 450 g de muslos de pavo • 30 g de mantequilla o aceite de coco
Preparación	• Coloca los muslos de pavo deshuesados entre las hojas de papel de horno o envuélvelo en plástico • Con un cuchillo plano grande o un mazo para carne de manera haz que todos tengan más o menos el mismo espesor (unos 2 cm). • Sazónalo con sal y pimienta. • Colócalo en una sartén a fuego medio-alto hasta que esté caliente. Añade la mantequilla y dora las chuletas de pavo rápidamente. Dale la vuelta de vez en cuando y déjalo ahí durante 1 minuto. • Sazónalo con romero y añade el zumo de limón y las aceitunas. Déjalo durante un par de minutos más, después pon las chuletas en un plato de servir. • Mientras se calienta la salsa ve raspando los pedacitos de pavo que quedan en el fondo del molde hasta que la salsa se reduzca. Pon las chuletas en una fuente y sírvelo inmediatamente		
Valores nutricionales			
Calorias	79	75	79
Grasas	7g	6.1g	7g
Carb	0g	0g	0g
Proteínas	4g	4g	4g
Tiempo de preparación: 10 minutos Comensales:4x			

Pollo a la plancha al estilo césar

<table>
<tr><th></th><th>Tipo proteico</th><th>Tipo mixto</th><th>Tipo carbohidrato</th></tr>
<tr><td rowspan="2">Ingredientes</td><td colspan="3">• ½ cucharadita de condimento vegetal de Spike o de la señora Dash
• ½ cucharadita de pimienta negra recién molida</td></tr>
<tr><td>• 1,8 kg de muslos de pollo de campo
• 1 kg de espinacas,
• 500 g de apio cortado
• 60 g de salsa César para decorar
• 60 g de queso rallado parmesano o queso romano
• 15 g de alcaparras</td><td>• 1,8 kg de pechuga de pollo y muslo
• 1 cabeza grande de lechuga romana, picada
• 60 g de salsa César
• 60 g de queso rallado parmesano o queso romano
• 15 g de alcaparras</td><td>• 2 gama libre de toda pechugas de pollo, Separación / división
• 1 cabeza grande lechuga romana, picada
• 30 g de salsa César para decorar
• 30 g de queso parmesano rallado o queso romano
• 30 g de alcaparras</td></tr>
<tr><td>Preparación</td><td colspan="3">• Precalienta la plancha. Corta y divide en dos mitades la pechuga y los muslos de forma transversal en piezas de 2 cm.
• Sazónalo con Spike y pimienta.
• Pon los trozos de pollo asado a la plancha sobre la bandeja para asar durante 3-4 minutos o hasta que estén dorados. Sácalos del horno y déjalos enfriar.
• Mientras tanto, lava y escurre la lechuga romana y rómpela en pedazos grandes en un bol para ensaladas
• Añade el resto de los ingredientes excepto 2 cucharadas de queso y remuévelo hasta que esté bien recubierto. Decóralo con trozos de pollo a la plancha y el queso restante.</td></tr>
<tr><td colspan="4">Valores nutricionales</td></tr>
<tr><td>Calorias</td><td>300</td><td>265</td><td>200</td></tr>
<tr><td>Grasas</td><td>20g</td><td>11g</td><td>6g</td></tr>
<tr><td>Carb</td><td>8g</td><td>9g</td><td>5g</td></tr>
<tr><td>Proteínas</td><td>22g</td><td>32g</td><td>30g</td></tr>
<tr><td colspan="4">Tiempo de preparación: 10 minutos Comensales: 4</td></tr>
</table>

Ensalada de pavo asado y tomates

	Tipo proteico	Tipo mixto	Tipo carbohidrato
Ingredientes	• 250 g de trozos de jícama • 125 g de brócoli muy picado • 2 cebolletas o cebollas verdes medianas cortadas en rodajas • 125 g de cilantro picado o perejil de hoja • 45 ml de zumo de limón • 125 g de salsa de tomatillo verde • 4-5 gramos de pimienta negra fresca		
	• 1kg de pavo o pollo deshuesado y cortado • 375 g de apio picado • 80 g de pimiento verde o aceitunas picadas	• 750 g de pavo o pollo deshuesado y cortado • 125 g de cebolla y apio picado • 60 g de pimiento morrón verde • Aceitunas, picadas	• 500 g de pavo o cualquier otra carne blanca deshuesada y cortada
Preparación	• Mezcla el pavo cocido, la jícama, el apio, el brócoli, las cebolletas, las aceitunas, el cilantro, y el perejil en un tazón grande para mezclarlo. • Echa el zumo de limón en salsa verde y viértelo sobre la ensalada. Remuévelo bien. • Sírvelo sobre hojas de lechuga.		
Valores nutricionales			
Calorias	388	299	233
Grasas	24g	14g	9g
Carb	12g	11g	8g
Proteínas	40g	31g	22g
Tiempo de preparación: 5 minutos Comensales: 4			

Hamburguesas de pavo tarragón

	Tipo proteico	Tipo mixto	Tipo carbohidrato
Ingredientes	• 15 g de estragón fresco o seco • ½ cucharadita de condimento vegetal o sal marina • 3 gramos de pimienta negra molida • 2 huevos grandes		
	• 560 g de carne de pollo de campo picado • 15 g de mostaza de Dijón • 125 g de cebolla y apio picado • 60 g de cebolla roja	• 450 g de carne de pavo de campo picado • 30 g de mostaza de Dijon • 125 g de calabacín cortado en trozos grandes • 60 g de cebolla roja	• 450 g de carne de pavo de campo picado • 45 g de mostaza de Dijon • 220 g de calabacín cortado en trozos grandes • 125 g de cebolla roja picada
Preparación	• Precalienta la plancha. En un tazón, mezcla el pavo molido con el calabacín, la cebolla, el estragón, la mostaza, el clavo, la pimienta y los huevos. Mézclalo bien. • Haz las hamburguesas y colócalas en la plancha. Ásalas a la plancha durante 5 minutos por cada lado hasta que estén bien doradas. • Sírvelo inmediatamente.		
Valores nutricionales			
Calorias	259	216	221
Grasas	14g	12g	12g
Carb	2g	2g	3g
Proteínas	28g	23g	24g
Tiempo de preparación: 15 minutos Comensales: 4			

Huevos revueltos o escalfados

<table>
<tr><th></th><th>Tipo proteico</th><th>Tipo mixto</th><th>Tipo carbohidrato</th></tr>
<tr><td rowspan="2">Ingredientes</td><td colspan="3">• 6 huevos orgánicos grandes
• 80 g de mayonesa
• 30 g de mostaza de Dijón
• ½ cucharadita de condimento vegetal
• 2-3 muele granos de pimienta negra recién molida
• Pimentón y eneldo para decorar</td></tr>
<tr><td>• 2 anchoas, bacon y espinacas (éste será el relleno).
• Sazona el relleno con las especias, la sal y pimienta.</td><td>• Mezcla las verduras y carnes (esto será el relleno).
• Sazona el relleno con las especias, la sal y pimienta.</td><td>• Pica la carne magra y las verduras para el relleno
• Sazona el relleno con las especias, la sal y pimienta.</td></tr>
<tr><td>Preparación</td><td colspan="3">• Pon a hervir agua en una cacerola mediana a alta temperatura. Añade los huevos en el agua hirviendo y baja el fuego a fuego lento. Cocínalo durante 5-6 minutos. Tira el agua caliente y cámbiala por agua fría para enfriar los huevos.
• Cuando se enfríen lo suficiente como para poder cogerlos, quítale la cáscara a los huevos y córtalos de forma longitudinal.
• Pon las yemas de huevo en un tazón pequeño. Coloca las mitades blancas en un recipiente para servir o en el plato de la cena.
• Haz un puré con las yemas utilizando un tenedor hasta que quede suave. Si te cuesta trabajo puedes utilizar un colador fino, pero no utilices la batidora pues se quedará como una pasta de goma. Añade la mayonesa, la mostaza, la sal y la pimienta. Bátelo todo hasta que quede una mezcla homogénea. Añade el relleno que quieras llegado este punto.
• Rellena las mitades de huevo con una cucharadita, amontonando la yema de forma decorativa
• Sazona todos los huevos y rellénalos con eneldo y pimentón.
• Sírvelo inmediatamente o tápalo y mételos en el frigorífico.</td></tr>
<tr><td colspan="4">Valores nutricionales</td></tr>
<tr><td>Calorias</td><td>82</td><td>77</td><td>73</td></tr>
<tr><td>Grasas</td><td>8g</td><td>5g</td><td>3g</td></tr>
<tr><td>Carb</td><td>1g</td><td>4g</td><td>7g</td></tr>
<tr><td>Proteínas</td><td>6g</td><td>6g</td><td>6g</td></tr>
<tr><td colspan="4">Tiempo de preparación: 20 minutos Comensales: 6</td></tr>
</table>

Quiche sin borde

<table>
<tr><th></th><th>Tipo proteico</th><th>Tipo mixto</th><th>Tipo carbohidrato</th></tr>
<tr><td rowspan="2">Ingredientes</td><td colspan="3">• 30 g de mantequilla o aceite de coco
• ½ cebolla roja pequeña, cortada en rodajas
• 500 g de brócoli
• 60 g de perejil picado
• 30 g de albahaca seca
• 4 huevos duros medianos
• 125 ml de leche entera
• 15 r mostaza de Dijon
• Sal y pimienta al gusto
• 60 g de frijoles o harina de soja</td></tr>
<tr><td>• 4 lonchas de tocino de pavo o 125 g de sobras de pavo o salmón
• 80 g de queso orgánico de tu elección, rallado</td><td>• 80 g de queso orgánico de tu elección, rallado</td><td>• 2 cucharadas de queso parmesano bajo grasa o de queso romano espolvoreado por encima</td></tr>
<tr><td>Preparación</td><td colspan="3">• Precalienta el horno a 180ºC
• Sofríe la cebolla roja y el brócoli en la mantequilla en una sartén a fuego medio. Añade el perejil picado y la albahaca y remuévelo bien. Apaga el fuego.
• Bate los huevos en un bol con la leche, la harina, la mostaza de Dijon, la sal y la pimienta. Échalo en una cazuela pequeña. Cúbrelo con el queso y hornéalo durante 15-18 minutos hasta que cuaje.
• Sácalo del horno, córtalo en trozos y sírvelo.</td></tr>
<tr><td colspan="4">Valores nutricionales</td></tr>
<tr><td>Calorias</td><td>215</td><td>180</td><td>153</td></tr>
<tr><td>Grasas</td><td>14g</td><td>11g</td><td>9g</td></tr>
<tr><td>Carb</td><td>8g</td><td>8g</td><td>8g</td></tr>
<tr><td>Proteínas</td><td>14g</td><td>12g</td><td>10g</td></tr>
<tr><td colspan="4">Tiempo de preparación: 30 minutos Comensales: 4</td></tr>
</table>

Ensalada de huevo con alcachofas

	Tipo proteico	Tipo mixto	Tipo carbohidrato
Ingredientes	• 4 huevos, cocidos (5 minutos) hasta que queden semiduros • 1 LATA 420 g de corazones de alcachofa, escurridos y descuartizado • 1 cebollla fresca o cebolleta, pica la parte blanca • 15 g de alcaparras, escurridas, al gusto		
	• 2 filetes de anchoa picados o paté de anchoas, si lo deseas • 80 g de mayonesa o Remoulade de Dijón	• 2 filetes de anchoa picados o paté de anchoas, si lo deseas • 80 g de mayonesa o Remoulade de Dijón	• 45 g de mayonesa y medio yogur bajo en grasa
Preparación	• Pela y pica los huevos en un bol. Añade los corazones de alcachofa cortados en cuartos, las cebolletas y la mayonesa o la remoulade de Dijón y mézclalo todo. • Decora la parte superior con anchoas picadas o con pasta de anchoas y 1 cucharadita de alcaparras, opcional. Sírvelo de inmediato si los ingredientes ya están fríos o déjalo enfriar durante 10-15 minutos.		
Valores nutricionales			
Calorias	118	114	100
Grasas	6g	6g	4g
Carb	5g	5g	7g
Proteínas	10g	9g	8g
Tiempo de preparación: 10 minutos Comensales: 4			

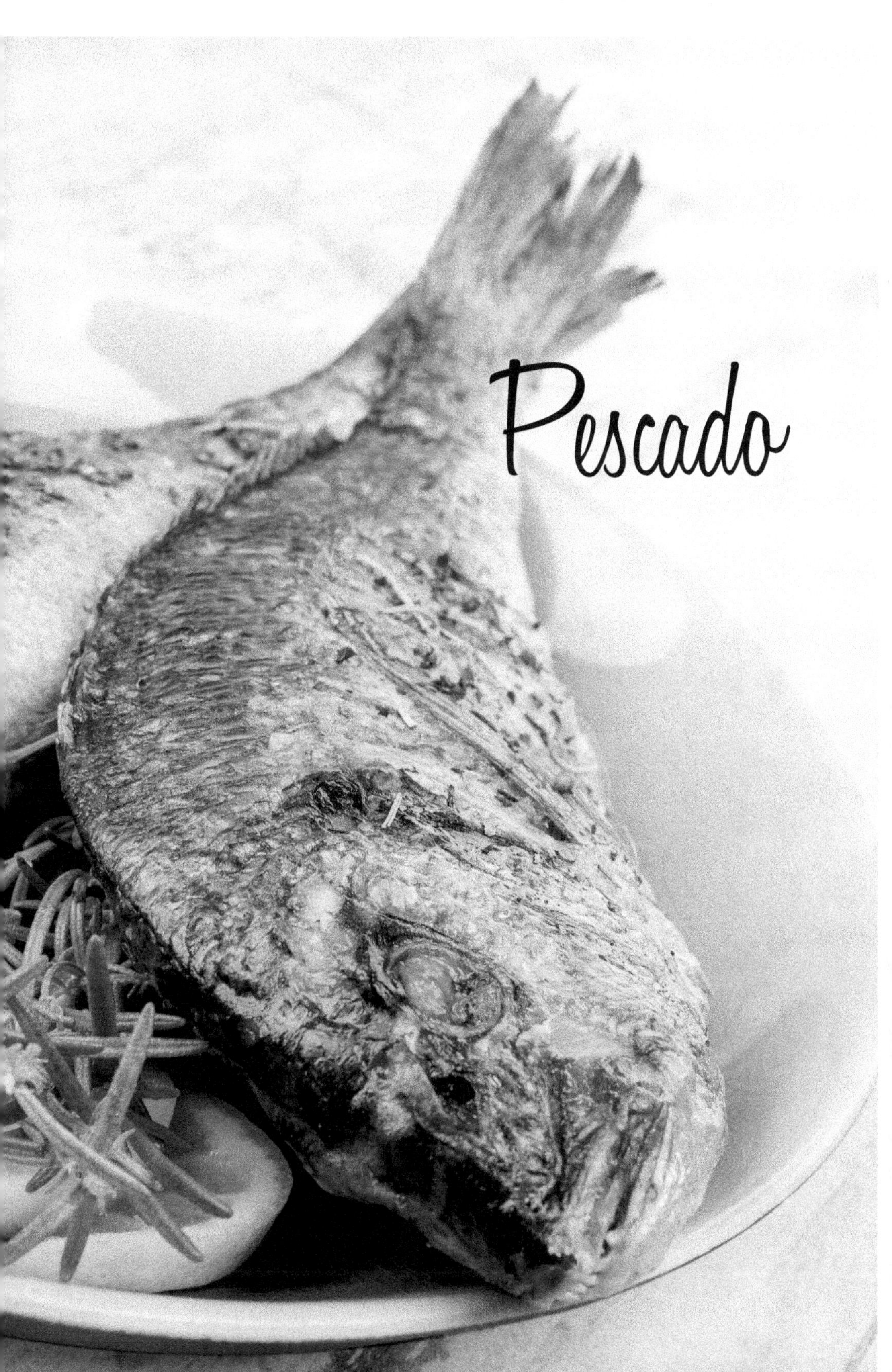

Pescado

Pescado blanco con salsa de macadamia

	Tipo proteico	Tipo mixto	Tipo carbohidrato
Ingredientes	• 60 g de nueces de macadamia, cortadas por la mitad • 45 g de cilantro fresco, picado • 45 g de perejil fresco picado • 15 ml de aceite de oliva virgen		
	• 450 g de filetes de salmón • 1 aguacate, pelado, sin semillas y cortado en trozos • 1 tomate mediano, picado	• 450 g de filetes de pescado blanco • 1 aguacate, pelado, sin semillas y cortado en trozos • 1 tomate mediano, picado	• 450 g de filetes de pescado blanco • ½ aguacate, pelado, sin semillas y cortado en trozos • 2 tomates medianos, picados
Preparación	• Precalienta la plancha a fuego medio. • Sazona el pescado con un poco de sal marina (si lo deseas) y pimienta negra recién molida. • Deja el pescado en la plancha durante unos 3-4 minutos (dándoles un par de vueltas), o hasta que se desmenuce fácilmente con un tenedor. • Para hacer la salsa, mezcla las macadamias, los tomates, el aguacate, el cilantro y el perejil en un tazón mediano. • Añade el aceite de oliva para cubrir. • Sirve la salsa al lado del pescado. • NOTA: El pescado puede hacerse en la plancha a fuego alto durante 4-6 minutos (por cada lado)		
Valores nutricionales			
Calorias	513	506	501
Grasas	33,6g	28,1g	25,2g
Carb	12g	10g	7,9g
Proteínas	45,2g	45g	41,7g
Tiempo de preparación: 15 minutos Comensales: 2			

Salmón con crema de coco

<table>
<tr><th></th><th>Tipo proteico</th><th>Tipo mixto</th><th>Tipo carbohidrato</th></tr>
<tr><td rowspan="2">Ingredientes</td><td colspan="3">• ¼ cucharadita de sal marina (opcional)
• ¼ cucharadita de pimienta negra recién molida
• 1 chalota grande, cortada en trozos
• 3 dientes de ajo picados
• ralladura de limón
• Zumo de limón
• 125 ml de leche de coco
• 30 g de albahaca fresca, picada</td></tr>
<tr><td>• 45 ml de aceite de coco
• 450 g de filete de salmón</td><td>• 45 ml de aceite de coco
• 450 g de filete de salmón</td><td>• 15 ml de aceite de coco
• 225 g de filete de trucha</td></tr>
<tr><td>Preparación</td><td colspan="3">• Precalienta el horno a 180ºC
• Coloca el salmón en una bandeja para hornear y sazona ambos lados con sal marina y pimienta negra recién molida.
• Calienta una sartén mediana a fuego medio. Cuando esté caliente, echa el aceite de coco, el ajo y los chalotes. Saltéalo hasta que el ajo y la cebolla se ablanden, durante 3-5 minutos.
• Añade la ralladura de limón, el zumo de limón, y la leche de coco, y ponlo a hervir.
• Baja el fuego y añade la albahaca.
• Echa encima el salmón y hornéalo sin tapar durante unos 10-20 minutos, o hasta que el salmón haya alcanzado la temperatura deseada.</td></tr>
<tr><td colspan="4">Valores nutricionales</td></tr>
<tr><td>Calorias</td><td>118</td><td>114</td><td>100</td></tr>
<tr><td>Grasas</td><td>12g</td><td>8g</td><td>4g</td></tr>
<tr><td>Carb</td><td>5g</td><td>5g</td><td>7g</td></tr>
<tr><td>Proteínas</td><td>10g</td><td>10g</td><td>5g</td></tr>
<tr><td colspan="4">Tiempo de preparación: 40 minutos Comensales: 2</td></tr>
</table>

Salmón al Halibut Kabayaki

	Tipo proteico	Tipo mixto	Tipo carbohidrato
Ingredientes	• 60 ml de vinagre de manzana • 60 g de miel		
	• 30 ml de aceite de oliva virgen extra • 450 g de salmón, cortado en 4 filetes	• 30 ml de aceite de oliva virgen extra • 450 g de salmón, cortado en 4 filetes	• 15 ml de aceite de oliva virgen extra • 450 g de halibut , cortado en 4 filetes
Preparación	• En una cacerola pequeña a fuego medio, mezcla el vinagre de manzana y la miel • Cuando la salsa Kabayaki comience a hervir, baja el fuego y déjala durante 4-5 minutos hasta que espese lo suficiente como para cubrir el reverso de una cuchara • Echa en una sartén grande aceite y ponlo a fuego alto • Coloca el pescado en la sartén, no dejes que los filetes se toquen entre sí • Ásalo durante 2 minutos hasta que se doren • Extiende con una brocha la salsa Kabayaki en los filetes • Dale la vuelta al salmón y pásale con la brocha la salsa al otro lado, a continuación, fríelo durante otro par de minutos o 2 hasta que el pescado se desmenuce fácilmente.		
Valores nutricionales			
Calorias	233	233	214
Grasas	17g	17g	13g
Carb	21g	21g	18,5g
Proteínas	22g	22g	21g
Tiempo de preparación: 15 minutos Comensales: 2			

Rollos de salmón ahumado, huevo y espárragos

	Tipo proteico	Tipo mixto	Tipo carbohidrato
Ingredientes	• 12 espárragos • 12 huevos		
	• 240 g salmón ahumado salvaje • ½ cebolla roja, cortada en rodajas finas	• 180 g de salmón ahumado salvaje o el atún • ½ cebolla roja, cortada en rodajas finas	• 130 g de atún ahumado • 1 cebolla roja, cortada en rodajas finas
Preparación	• Corta la parte inferior de los tallos de espárragos. Después cuécelos en agua hirviendo o en el microondas durante 3-5 minutos hasta que se ablanden pero no demasiado. • Bate los huevos. Calienta una sartén mediana con un poco de aceite o mantequilla y vierte 2-3 cucharadas de huevo en, mueve la sartén para distribuir el huevo de forma uniforme en una capa muy fina. • Deja que el huevo se haga durante aproximadamente 1 minuto hasta que esté duro, después sácalo fuera de la sartén. • Repite esto hasta que se terminen los huevos. • Coloca la "crepe" de huevo sobre una superficie plana. • En un extremo de la crepe pon una capa de salmón o de atún con un espárrago y rodajas de cebolla. • Enrolla el crepe por la mitad • Repite este proceso con el resto crepes y espárragos.		
Valores nutricionales			
Calorias	334	334	307
Grasas	21g	21g	15,8g
Carb	5g	5g	4,2g
Proteínas	30g	30g	28g
Tiempo de preparación: 20 minutos Comensales: 4			

Gambas al curry

<table>
<tr><th></th><th>Tipo proteico</th><th>Tipo mixto</th><th>Tipo carbohidrato</th></tr>
<tr><td rowspan="2">Ingredientes</td><td colspan="3">• 4 dientes de ajo
• 30 g de jengibre fresco, picado
• ½ cucharadita de comino
• ½ cucharadita de cilantro
• ½ cucharadita de cúrcuma
• 1 manojo de cilantro, muy picado
• 45 ml de zumo de limón 3, recién exprimido</td></tr>
<tr><td>• 450 g de gambas grandes, peladas
• 60 ml de aceite de oliva virgen extra
• ½ cebolla mediana, picada
• 125 g de tomates, puré</td><td>• 450 g de gambas grandes, peladas o trozos de pescado blanco
• 30 ml de aceite de oliva virgen extra
• 1 cebolla mediana, picada
• 250 g de tomates, puré</td><td>• 450 g de filete de pescado blanco en trozos
• 30 ml de aceite de oliva virgen extra
• 2 cebollas mediana, picadas
• 250 g de tomates, picados</td></tr>
<tr><td>Preparación</td><td colspan="3">• Calienta el aceite en una olla grande
• Saltea el ajo y la cebolla a fuego lento hasta que estén tiernos, unos 10-15 minutos
• Echa los tomates, el jengibre, el comino, el cilantro y la cúrcuma; cocínalo a fuego lento durante 5 minutos
• Coloca las gambas en la salsa a fuego lento y déjalo durante10 minutos hasta que estén cocidas
• Echa el cilantro
• Retírala del fuego, añade el jugo de limón.</td></tr>
<tr><td colspan="4">Valores nutricionales</td></tr>
<tr><td>Calorias</td><td>276</td><td>259</td><td>242</td></tr>
<tr><td>Grasas</td><td>14g</td><td>12g</td><td>11g</td></tr>
<tr><td>Carb</td><td>12g</td><td>13g</td><td>14g</td></tr>
<tr><td>Proteínas</td><td>25g</td><td>25g</td><td>24g</td></tr>
<tr><td colspan="4">Tiempo de preparación: 30 minutos Comensales: 4-6</td></tr>
</table>

Gambas con aguacate tropical

	Tipo proteico	Tipo mixto	Tipo carbohidrato
Ingredientes	• ½ mango maduro, pelado y cortado en trozos • 60 ml de zumo de limón fresco (2 limones) • 60 g de aceite de oliva virgen extra • ¼ cucharadita de sal marina • 1 cucharadita de comino • 6 rábanos en rodajas finas • 60 g de cebolla muy picada • Cilantro		
	• 450 g de gambas crudas, peladas y limpias • ½ chili jalapeño, sin semillas ni membranas • 2 aguacates, cortados en trozos pequeños • ½ cebolla roja, cortada en rodajas muy finas	• 450 g de gambas crudas, peladas y limpias • ½ chili jalapeño, sin semillas ni membranas • 2 aguacates, cortados en trozos pequeños • ½ cebolla roja, cortada en rodajas muy finas	• 450 g de pescado blanco • 1 chile jalapeño, las semillas y la membrana elimina • 1 aguacate, cortado en trozos pequeños • 250 g de espárragos al vapor fresco • 1 cebolla roja, cortada en rodajas finas
Preparación	• Tritura el mango, el jalapeño, el zumo de limón, el aceite de oliva y la sal en una picadora o licuadora. Déjalo en el frigorífico. • Sazona la carne con el comino, a continuación, saltéalo, ásalo o ponlo en la plancha o grill durante unos 5 minutos hasta que esté listo. • En un tazón grande, mezcla la carne, el aguacate, el rábano, la cebolla roja y el cilantro. • Mézclalo con la salsa y sírvelo a temperatura ambiente o frío.		
Valores nutricionales			
Calorias	376	372	354
Grasas	21g	20,1g	17,5g
Carb	18g	18g	16g
Proteínas	32g	32g	30,4g
Tiempo de preparación: 25 minutos Comensales: 4			

Halibut en salsa de mantequilla

	Tipo proteico	Tipo mixto	Tipo carbohidrato
Ingredientes	• 450 g de halibut, de unos 2 cm de grosor • 1 chalota, muy picada • 125 ml de vino blanco seco • 125 ml de caldo de verduras o de pollo • 1 limón		
	• 450 g de salmón, de unos 2 cm de grosor • 90 g de mantequilla • 15 g de perejil muy picado	• 450 g de halibut, de unos 2 cm de grosor • 75 g de mantequilla • 15 g de perejil muy picado	• 450 g de halibut, de unos 2 cm de grosor • 45 g de mantequilla • 30 g de perejil muy picado
Preparación	• Golpea el halibut seco y sazónalo y ligeramente con sal y pimienta. Calienta 15 g de mantequilla en una sartén a fuego medio y añade el halibut. • Después de aproximadamente 2 minutos comenzará a ponerse marrón; añade otra cucharada de mantequilla y la chalota. • Añade el vino y baja el fuego un poco, deja que se haga a fuego lento durante 3 minutos. • Añade el caldo de pollo y déjalo hirviendo a fuego lento durante 4-5 minutos más, después echa algunas cucharadas de caldo sobre el pescado. • Baja el fuego a medio-bajo y agrega el perejil. Añade el resto de la mantequilla poco a poco. • Pon la tapa sobre la sartén y cocínalo a fuego lento durante 3-6 minutos hasta que el halibut esté bien hecho y se pueda cortar fácilmente. • Sírvelo con una rodaja de limón.		
Valores nutricionales			
Calorias	682	682	537
Grasas	41g	41g	32,8g
Carb	3g	3g	2,1g
Proteínas	62g	62g	57,92g
Tiempo de preparación: 20 minutos Comensales: 2			

Halibut con chorizo y almendras tostadas

	Tipo proteico	Tipo mixto	Tipo carbohidrato
Ingredientes	• 125 g de chorizo español picado en trozos grandes o 60 gr de embutidos (curados, no crudos) • 60 g de almendras peladas sin piel • 2 filetes de halibut con piel (u otro pescado blanco), de unos 225 gr		
	• 2 filetes de salmón con piel, de unos 225 g • 15 g de perejil picado	• 2 filetes de salmón con piel (u otro pescado blanco), de unos 225 g • 15 g de perejil picado	• 2 filetes de salmón con piel (u otro pescado blanco), alrededor de 225 gr • 30 r de perejil picado
Preparación	• Precalienta el horno a 220ºC • En una licuadora, mezcla el chorizo, las almendras y el perejil hasta que las almendras se queden en trozos pequeños. • Rocía unas cucharadas de aceite de oliva en el fondo de una sartén pon el pescado encima. • Vierte la mezcla de chorizo sobre el pescado, empujándolo hacia abajo para que se adhiera tanto como sea posible y hasta que los lados estén parcialmente cubiertos. • Déjalo en el horno durante 12 minutos, o hasta que el pescado se desmenuce fácilmente con un tenedor. • Para terminar, dale la vuelta y ponlo a una temperatura más alta y déjalo así durante 2-4 minutos hasta que estén ligeramente dorados.		
Valores nutricionales			
Calorias	582	582	583
Grasas	29g	29g	28,4g
Carb	4g	4g	4,1g
Proteínas	73g	73g	74,2g
Tiempo de preparación: 25 minutos Comensales: 2			

Sardinas asadas con salsa de tarragón

	Tipo proteico	Tipo mixto	Tipo carbohidrato
Ingredientes	• 125 g de piñones • 1 chalota, muy picada • 15 g de ralladura de limón • El jugo de 1 limón (además de más limones para adornar) • 15 g de alcaparras • 1 cucharadita de estragón muy picado • 1 manojo de berros, mache u otras verduras		
	• 30 g de mantequilla • 12 sardinas frescas, sin vísceras ni escamas	• 450 g de salmón, de unos 2 cm de grosor • 90 g de mantequilla • 15 g de perejil picado	RECETA NO APTA PARA TIPO CARBOHIDRATO
Preparación	• Precalienta la plancha a una temperatura alta. • En una sartén a fuego medio, tuesta ligeramente los piñones. ¡Ten cuidado porque los frutos secos se queman con rapidez! • Saca los piñones del fuego y ponlos en un bol. • En la misma sartén, derrite la mantequilla y rehoga la chalota hasta que se ablande. • Añade la chalota con los piñones. Mezcla la ralladura de limón, el jugo de limón, las alcaparras y el estragón. • Mezcla la mitad del aderezo con la verdura. • Unta las sardinas con aceite de oliva o mantequilla, sal y pimienta. • Pon las sardinas en la barbacoa o plancha hasta que estén ligeramente carbonizadas, durante aproximadamente 2 minutos por cada lado. • Coloca las sardinas sobre la verdura. Cubre el resto con la salsa y sírvelo acompañado de rodajas de limón.		
Valores nutricionales			
Calorias	179	179	NA
Grasas	9g	9g	NA
Carb	0g	0g	NA
Proteínas	20g	20g	NA
Tiempo de preparación: 20 minutos Comensales: 2			

Tacos de pescado con salsa de cítricos

<table>
<tr><th></th><th>Tipo proteico</th><th>Tipo mixto</th><th>Tipo carbohidrato</th></tr>
<tr><td rowspan="2">Ingredientes</td><td colspan="3">• 2 cucharadas de pimienta de limón
• Un chorrito de aceite de oliva virgen extra
• Para envolver el pescado utiliza hojas de lechuga o una col en rodajas muy finas. Sírvelo
• Aguacates en rodajas para decorar (opcional)
• 3 limas grandes o 4 pequeñas (para sacar la ralladura y el zumo)
• 2 dientes de ajo, finamente picado</td></tr>
<tr><td>• 900 g de salmón
• ½ cebolla blanca o roja, cortada en rodajas finas
• 250 g de mayonesa</td><td>• 900 g de pescado (bacalao, mahi-mahi y halibut cualquiera va bien)
• 1 cebolla blanca o roja, cortada en rodajas finas
• 250 g de mayonesa</td><td>• 900 g de pescado (bacalao, mahi-mahi y halibut cualquiera va bien)
• 1 cebolla blanca o roja, cortada en rodajas finas
• 1/2 taza de mayonesa</td></tr>
<tr><td>Preparación</td><td colspan="3">• Sazona el pescado con pimienta de limón y echa el aceite de oliva por encima
• El pescado puede ser frito, a la plancha o a la barbacoa, y sólo debe tardar en hacerse unos 4 minutos.
• Mientras que el pescado se hace, utiliza un rallador para quitar la cáscara verde de la lima y rallarla.
• Corta las limas por la mitad y exprime el jugo.
• Mezcla la mayonesa, el ajo y la ralladura de lima
• Poco a poco echa el zumo de lima hasta que el sabor y la consistencia de la salsa esté a tu gusto.</td></tr>
<tr><td colspan="4">Valores nutricionales</td></tr>
<tr><td>Calorias</td><td>691</td><td>694</td><td>621</td></tr>
<tr><td>Grasas</td><td>55,6g</td><td>56,2g</td><td>47,3g</td></tr>
<tr><td>Carb</td><td>11g</td><td>11,45g</td><td>10,3g</td></tr>
<tr><td>Proteínas</td><td>43g</td><td>43g</td><td>42,1g</td></tr>
<tr><td colspan="4">Tiempo de preparación: 20 minutos Comensales: 4</td></tr>
</table>

Filetes de pescado con almendras tostadas

	Tipo proteico	Tipo mixto	Tipo carbohidrato
Ingredientes	• 450 g filetes de platija (o cualquier otro pescado) • 250 g de harina de almendras • Sal marina (opcional) • pimienta negra recién molida • 1 huevo batido		
	RECETA NO APTA PARA LOS DEL TIPO PROTEICO	• 7,5 ml de aceite de coco	• 15 ml de aceite de coco
Preparación	• Lava los filetes de platija y sécalos con una toalla de papel. • Sazona las almendras con sal marina (opcional) y pimienta negra recién molida; remuévelo hasta que quede todo bien mezclado. • Sumerge cada filete en el huevo y luego en la mezcla de harina con almendras. Empana todos los filetes. • Mientras tanto, calienta una sartén mediana a fuego medio-alto. Añade el aceite de coco cuando esté caliente. • Fríe los filetes en el aceite de coco durante 2-3 minutos por cada lado, o hasta que el pescado se desmenuce fácilmente con un tenedor.		
Valores nutricionales			
Calorias	NA	232,2	224
Grasas	NA	8,9g	7,6g
Carb	NA	14,7g	13,3g
Proteínas	NA	25,7g	23,7g
Tiempo de preparación: 15 minutos Comensales: 2			

Salmón con almendras tostadas

	Tipo proteico	Tipo mixto	Tipo carbohidrato
Ingredientes	• 375 g de filete (s) de salmón, con piel • 125 g de harina de almendra • ½ cucharadita de cilantro molido • ½ cucharadita de comino molido • El jugo de 1 limón • La sal marina y pimienta recién molida negro • Unas ramitas de cilantro fresco		
	• 30 ml de aceite de coco	• 15 ml de aceite de coco	RECETA NO APTA PARA LOS DEL TIPO CARBOHIDRATO
Preparación	• Precalienta el horno a 180º° C. • Mezcla almendra comida, el cilantro y el comino en un tazón pequeño. • Sazona el filete (s) de salmón con el zumo de limón y sazónalo con sal y pimienta. • Empana cada filete con la mezcla de harina de almendra (por ambos lados). • Pon el pescado con la piel hacia abajo en una parrilla, engrasada con un poco de aceite de coco. • Hornéalo durante 12-15 minutos, o hasta que se desmenuce el salmón fácilmente con un tenedor. • Decóralo con cilantro fresco picado antes de servirlo.		
Valores nutricionales			
Calorias	320	220	NA
Grasas	12g	6g	NA
Carb	8g	8g	NA
Proteínas	35g	35g	NA
Tiempo de preparación: 25 minutos Comensales: 2			

Lubina al horno con alcaparras y limón

<table>
<tr><th></th><th>Tipo proteico</th><th>Tipo mixto</th><th>Tipo carbohidrato</th></tr>
<tr><td rowspan="2">Ingredientes</td><td colspan="3">• 1 limón
• 30 g de alcaparras, enjuagadas
• 2 ramitas de eneldo fresco (también puede ser eneldo fresco)
• Sal marina y pimienta negra recién molida.</td></tr>
<tr><td>• 450 g de filetes de salmón</td><td>• 450 g de filetes de lubina (o cualquier otro pescado blanco)</td><td>• 450 g de filetes de lubina (o cualquier otro pescado blanco)</td></tr>
<tr><td>Preparación</td><td colspan="3">• Precalienta el horno a 220ºC
• Coloca los filetes en una bandeja para asar.
• Corta el limón en rodajas finas (de 0,20 cm).
• Sazona el pescado con sal y pimienta negra recién molida.
• Decora la parte superior con alcaparras y ramitas de eneldo. Cúbrelo todo con rodajas de limón fresco.
• Hornéalo durante 10-15 minutos, hasta que el pescado se desmenuce fácilmente con un tenedor.</td></tr>
<tr><td colspan="4">Valores nutricionales</td></tr>
<tr><td>Calorias</td><td>350</td><td>243</td><td>243</td></tr>
<tr><td>Grasas</td><td>12g</td><td>5g</td><td>5g</td></tr>
<tr><td>Carb</td><td>12g</td><td>12g</td><td>12g</td></tr>
<tr><td>Proteínas</td><td>48g</td><td>41g</td><td>41g</td></tr>
<tr><td colspan="4">Tiempo de preparación: 25 minutos Comensales: 2</td></tr>
</table>

Salmón con lima y chiplote

	Tipo proteico	Tipo mixto	Tipo carbohidrato
Ingredientes	• 2-3 limas (1 por filete de salmón), cortadas por la mitad • ¼ cucharadita de sal marina (opcional) • ½ cucharadita de chipotle		
	• 450 g de filetes de salmón, sin piel • 15 ml aceite de oliva o aceite de coco	• 450 g filetes de salmón, sin piel • 15 ml de aceite de oliva, aceite de coco	• 450 g de filetes de pescado blanco, sin piel • 15 ml de aceite de oliva, aceite de coco
Preparación	• Precalienta el horno a 220ºC • Lava el salmón, sécalo y colócalo en una bandeja de metal para hornear. • Unta cada filete con aceite de oliva o cualquier otra grasa de tu elección, exprime el jugo de medio limón en cada filete. • Sazona los filetes con sal marina (si se desea) y chipotle, a continuación, coloca medio limón cortado en la parte superior de cada filete. • Asa el salmón durante 12-15 minutos, o hasta que se desmenuce fácilmente con un tenedor.		
Valores nutricionales			
Calorias	173	173	158
Grasas	7g	7g	6,1g
Carb	4g	4g	3,78g
Proteínas	23g	23g	20g
Tiempo de preparación: 20 minutos Comensales: 2			

Tartar de pescado crudo

	Tipo proteico	Tipo mixto	Tipo carbohidrato
Ingredientes	• 45 ml de aceite de oliva virgen extra • ¼ cucharadita de polvo de wasabi • 1/8 de pimienta negra molida		
	• 450 g de salmón sashimi, muy picado • 45 ml de aceite de oliva virgen extra • 30 g de semillas de sésamo	• 450 g de atún de calidad sashimi, muy picado • 45 ml de aceite de oliva virgen extra • 15 g de semillas de sésamo	• 450 g de atún de calidad sashimi muy picado • 1 cucharada y media de aceite de oliva virgen extra • 15 g de semillas de sésamo
Preparación	• En un tazón, mezcla el aceite de oliva, el polvo de wasabi, las semillas de sésamo, y la pimienta negra molida. • Mete el pescado crudo en esta mezcla hasta que quede cubierto de manera uniforme. • Rectifica el picante como quieras, o bien con polvo de wasabi o con pimienta negra.		
Valores nutricionales			
Calorias	147	138,6	128
Grasas	14g	12g	10g
Carb	3g	3g	3g
Proteínas	8g	9g	9g
Tiempo de preparación: 5 minutos Comensales: 4			

Ceviche de pescado crudo

	Tipo proteico	Tipo mixto	Tipo carbohidrato
Ingredientes	• 80 g de cebolla roja, muy picada • 250 ml de jugo de limón • 2 cucharadas de pimiento serrano sin semillas, muy picado o 1 chile, también picado • 30 g de sal marina • 500 g de cilantro o perejil picado		
	• 450 g de salmón sashimi • 125 g de tomates picados • 125 g de cebolla finamente picada apio	• 450 g de salmón o atún sashimi • 250 g de tomates picados	• 450 g de atún de calidad sashimi • 250 g de tomates picados
Preparación	• Corta el pescado y quítale la piel. Mezcla el salmón / tilapia, con la cebolla roja picada, el zumo de limón, pimienta y sal. Déjalo marinar un par de horas o mejor si lo dejas toda la noche. • 10-15 minutos antes de servirlo, añade el tomate picado y el cilantro y / o perejil y remuévelo. Sírvelo acompañado de lechuga u otras verduras de hojas verdes.		
Valores nutricionales			
Calorias	238	205	197
Grasas	10g	7g	12g
Carb	11g	10g	10g
Proteínas	26g	26g	14g
Tiempo de preparación: 10 minutos Comensales: 4			

Aperitivos

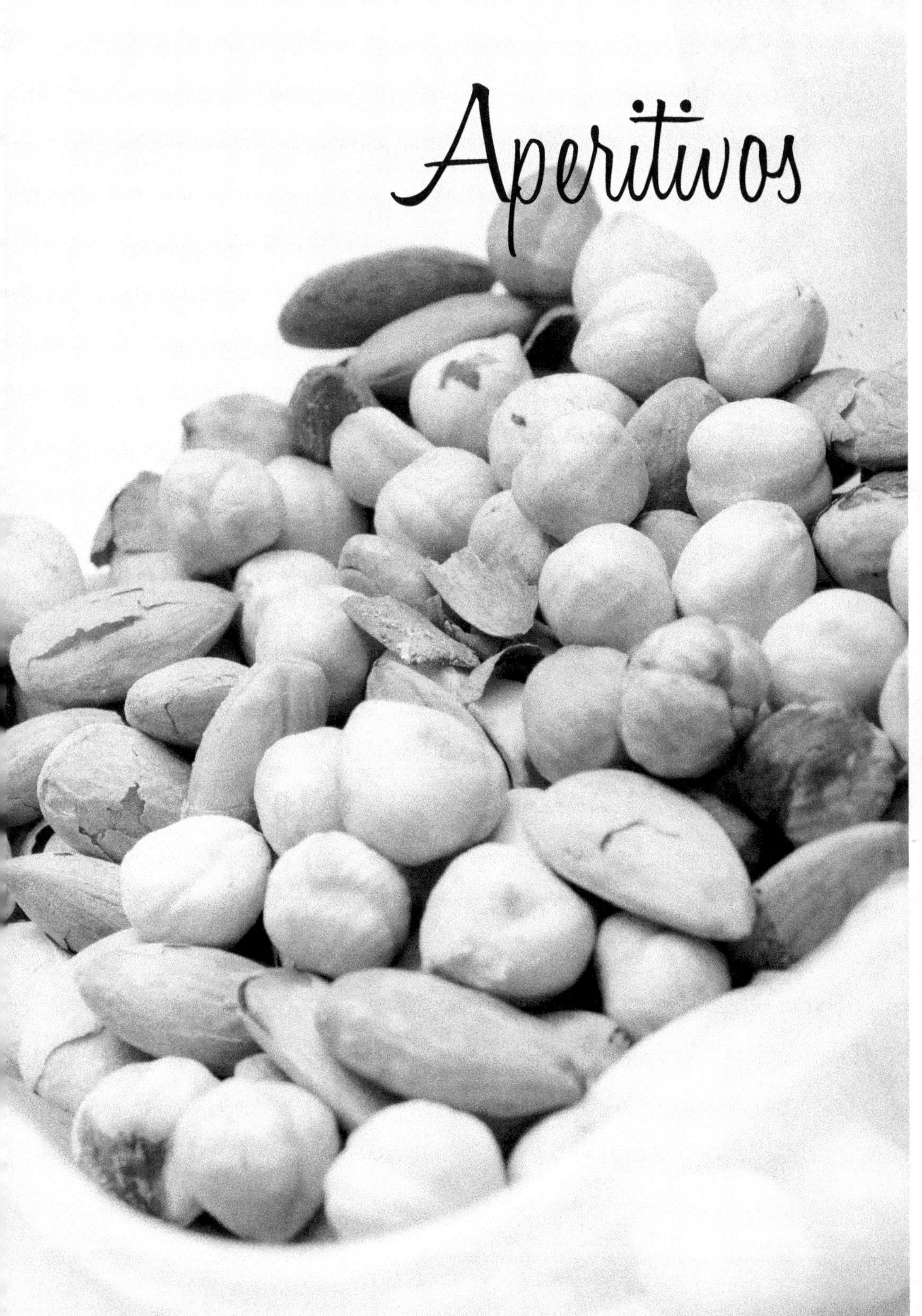

Perfecto Kefir

	Tipo proteico	Tipo mixto	Tipo carbohidrato
Ingredientes	• 500 g de kéfir • 2 melocotones (en trozos) • 250 g de fresas (en trozos) • 1 bayas azules • 2 plátanos medianos (en trozos) • 60 g de miel		
	RECETA NO APTA PARA LOS DEL TIPO PROTEICO	• 5 ramos de uvas sin semillas, cortados por la mitad	• 1 mango grande
Preparación	• Pon 3 o 4 cucharadas de kéfir en la parte inferior de la copa. Añade un par de gotas de miel al kéfir. • Añade una mezcla de frutas cortadas en trozos. • Repite este proceso hasta que el vaso se llene.		
Valores nutricionales			
Calorias	NA	172	167
Grasas	NA	2,4g	2g
Carb	NA	38g	33g
Proteínas	NA	4,8g	4g
Tiempo de preparación: 10 minutos Comensales: 4			

Avellanas picantes

	Tipo proteico	Tipo mixto	Tipo carbohidrato
Ingredientes	• 250 g de avellanas • 250 g de nueces • ¼ cucharadita de sal marina • ¼ cucharadita de canela • ¼ cucharadita de nuez moscada rallada • Piel de naranja		
	• 15 g de mantequilla	• 15 g de mantequilla	• ½ cucharada de mantequilla
Preparación	• Precalienta el horno a 240ºC. • Coloca las avellanas en una sola capa sobre una bandeja para hornear con borde. Hornéalo durante 10 minutos. • Cuando se hagan las avellanas derrite la mantequilla en una sartén a fuego medio. Cuando comience a dorarse, añade la sal, la canela, la nuez moscada y la ralladura de naranja. • Añade los frutos secos a la sartén y mézclalo bien. • Sírvelo inmediatamente o guárdalo en un recipiente hermético, puede aguantar hasta una semana.		
Valores nutricionales			
Calorias	187	187	171,4
Grasas	13,4g	13,4g	11,8g
Carb	7,2g	7,2g	6,7g
Proteínas	8,5g	8,5g	7,2g
Tiempo de preparación: 20 minutos Comensales: 2			

Endibias belgas con miel y nueces

<table>
<tr><th></th><th>Tipo proteico</th><th>Tipo mixto</th><th>Tipo carbohidrato</th></tr>
<tr><td rowspan="2">Ingredientes</td><td colspan="3">• 4-6 endibias belgas
• 250 g de nueces
• 15 g de miel
• 15 g de tomillo fresco
• Sal marina al gusto</td></tr>
<tr><td>• 60 g de mantequilla</td><td>• 45 g de mantequilla</td><td>• 30 g de mantequilla</td></tr>
<tr><td>Preparación</td><td colspan="3">• Deshoja la primera capa de la endivia y tírala. Cortar la endibia longitudinalmente en cuartos, quita tanto núcleo interno amargo como te sea posible (sin llegar a tirar las hojas).
• En una sartén grande, derrite 30 g de mantequilla a fuego medio y ponla sobre la endibia formando una capa uniforme.
• Échale nueces por encima. Cubre la olla con una tapadera y déjalo durante cinco minutos.
• Mientras se cocina la endivia, derrite la mantequilla restante con la miel y el tomillo, ya sea en el microondas o al fuego.
• Dale la vuelta a la escarola y rocíalo con la mezcla de mantequilla y miel por la parte de arriba.
• Cúbrelo de nuevo durante otros cinco minutos. Quita la tapa y saltéalo durante 3-5 minutos más hasta que la escarola se vuelve ligeramente dorada y caramelizada.
• Sazónalo con sal marina y sírvelo.</td></tr>
<tr><td colspan="4">Valores nutricionales</td></tr>
<tr><td>Calorias</td><td>165</td><td>159</td><td>154</td></tr>
<tr><td>Grasas</td><td>6g</td><td>5g</td><td>4g</td></tr>
<tr><td>Carb</td><td>17g</td><td>17g</td><td>15,4g</td></tr>
<tr><td>Proteínas</td><td>12g</td><td>12g</td><td>10,5g</td></tr>
<tr><td colspan="4">Tiempo de preparación: 25 minutos Comensales: 4</td></tr>
</table>

Zanahorias cocidas con comino

<table>
<tr><th></th><th>Tipo proteico</th><th>Tipo mixto</th><th>Tipo carbohidrato</th></tr>
<tr><td rowspan="2">Ingredientes</td><td colspan="3">• ½ cucharada de comino molido
• ¼ cucharadita de canela molida
• ¼ cucharadita de sal marina
• ¼ cucharadita de pimienta negro
• ½ limón fresco (opcional)
• unas hojas de perejil y menta fresca, picada, para decorar (opcional)</td></tr>
<tr><td>• 1 cucharada y media de aceite de coco
• 450 g de zanahorias frescas (unas 10)
• 15 ml de aceite de coco</td><td>• 450 g de zanahorias frescas (unas 10)
• ½ cucharadas de aceite de coco</td><td>• 225 g de zanahorias frescas (unas 10)</td></tr>
<tr><td>Preparación</td><td colspan="3">• Precalienta el horno a 280ºC. Cubre una bandeja de horno grande con el papel de hornear. Lava y pela las zanahorias, luego córtalas longitudinalmente en finas tiras, alrededor de unos 0,5 cm de ancho. Mézclalos en un tazón grande.
• Mezclar el comino, la canela, la sal y la pimienta en un pequeño recipiente para microondas con un tenedor. Añade el aceite de coco hasta que se derrita pasados unos 15-20 segundos.
• Vierte el aceite de coco sobre las zanahorias y mézclalo con dos cucharas de madera hasta que las zanahorias se cubran uniformemente. Pruébalos y rectifica los condimentos.
• Separa las zanahorias en una sola capa en la bandeja para hornear y hornéalas durante 15-20 minutos, hasta que estén tiernas y ligeramente doradas.
• Sácalo del horno y exprime el zumo de limón fresco por encima.
• Sazónalo con las hierbas picadas.</td></tr>
<tr><td colspan="4">Valores nutricionales</td></tr>
<tr><td>Calorias</td><td>94</td><td>94</td><td>87</td></tr>
<tr><td>Grasas</td><td>5g</td><td>5g</td><td>3,7g</td></tr>
<tr><td>Carb</td><td>12g</td><td>12g</td><td>11,5g</td></tr>
<tr><td>Proteínas</td><td>1g</td><td>1g</td><td>0,8g</td></tr>
<tr><td colspan="4">Tiempo de preparación: 25 minutos Comensales: 2-4</td></tr>
</table>

Patatas fritas de sésamo, nori y ajo

	Tipo proteico	Tipo mixto	Tipo carbohidrato
Ingredientes	• 12 hojas de nori • Agua • 3 dientes de ajo picados (aproximadamente 15 g) • Una pizca de pimienta de cayena • Sal marina al gusto • ½ cucharada de semillas de sésamo		
	• 15 ml de aceite de sésamo	• 15 ml de aceite de sésamo	• 1/2 cucharada de aceite de sésamo
Preparación	• Precalienta el horno a 180ºC. Cubre dos grandes bandejas para hornear con papel de horno o papel de aluminio. • Coloca 6 hojas de nori, con la parte brillante hacia arriba, en la bandeja del horno. Con un pincel de pastelería, unta suavemente la cara brillante del nori con agua, asegurándote de llegar a los bordes, alinea cuidadosamente otra hoja de nori en la parte superior y ponlas juntas. Repite el procedimiento con las hojas restantes hasta que estén todos mirando hacia arriba. • Usa tijeras de cocina o un cuchillo afilado para cortar el nori en tiras de 2 cm, luego corta esas tiras por la mitad en sentido transversal. Debes tener cerca de 42 trozos. Organiza los trozos en una sola capa sobre la bandeja del horno. • En un tazón pequeño, mezcla el aceite de sésamo, el ajo y la pimienta. Utiliza el pincel de pastelería para cubrir la parte superior de los trozos, y luego sazónalo generosamente con sal. Usa tus dedos para esparcir las semillas de sésamo en toda la parte superior de los trozos. • Coloca en la rejilla en la mitad del horno y hornéalo durante 15-20 minutos. Se volverán quebradizas, dale la vuelta, con el verde brillante en la parte de abajo. Sácalo del horno, pruébalo y sazónalo con más sal si quieres, y deja que se enfríen antes de comerlas para que estén más buenas.		
Valores nutricionales			
Calorias	97	97	83
Grasas	9,4g	9,4g	7,1g
Carb	12g	12g	8g
Proteínas	10,2g	10,2g	9,1g
Tiempo de preparación: 25 minutos Comensales: 5			

Crema de coco y bayas

	Tipo proteico	Tipo mixto	Tipo carbohidrato
Ingredientes	• 1 lata (435 ml) de leche de coco • 500 g de bayas frescas: fresas, frambuesas, y / o arándanos • 1 cucharadita de almendras puras o extracto de vainilla • 2 tablespoons sliced almonds • 2 cucharadas de chips de coco caramelizado		
Preparación	• Esto requiere un poco de previsión: coloca una lata de leche de coco en el frigorífico, lo ideal es dejarlo durante toda la noche, pero 3-4 horas bastarán. • Cuando esté listo para comer, pon la lata en un tazón de metal, y bátelo durante 15 minutos. Mientras que la leche de coco esté en el congelador, lava la fruta cuidadosamente y sécala con toallas de papel. • Calienta una sartén antiadherente a fuego medio-alto. Añade las almendras fileteadas y remuévelo constantemente con una cuchara de madera hasta que las almendras estén doradas o marrones, durante unos 3-5 minutos. • Cuando la leche de coco esté fría, viértela en un recipiente con la mezcla refrigerada y añade el extracto de almendra. Bátelo a la velocidad más alta que puedas hasta que la leche esté suave y esponjosa y haya adquirido la textura de la crema batida, alrededor de 5-7 minutos después. ¡La textura será maravillosa! • Divide las bayas entre 4 tazones, luego cúbrelo con una cucharada de crema batida. Espolvorea cada tazón con algunas de las almendras tostadas y con las virutas de coco caramelizado. • La crema batida de sobra se puede tapar y guardar en el frigorífico durante aproximadamente 3 días.		
Valores nutricionales			
Calorias	194		
Grasas	16g		
Carb	23g		
Proteínas	18,9g		
Tiempo de preparación: 25 minutos Comensales: 4			

Hummus

	Tipo proteico	Tipo mixto	Tipo carbohidrato
Ingredientes	• ⅔ taza de anacardos, tostados, sin sal • 15 ml de aceite de oliva virgen extra • 3 dientes de ajo • 45 ml de zumo de limón • Una pizca de sal marina y pimienta		
Preparación	• Mezcla todos los ingredientes en una picadora eléctrica hasta que la mezcla esté suave • Mezcla durante un período de tiempo más corto para una textura crujiente. • Sírvelo.		

Valores nutricionales	
Calorias	225
Grasas	20,2g
Carb	8,9g
Proteínas	5,3g
Tiempo de preparación: 15 minutos Comensales: 6-8	

Almendras picantes

<table>
<tr><th></th><th>Tipo proteico</th><th>Tipo mixto</th><th>Tipo carbohidrato</th></tr>
<tr><td rowspan="2">Ingredientes</td><td colspan="3"><ul><li>250 g de almendras</li><li>1 cucharadita de comino molido</li><li>1 cucharadita de semillas de cilantro molido</li><li>½ cucharadita de sal marina</li></ul></td></tr>
<tr><td><ul><li>30 g de semillas de sésamo</li><li>2 huevos</li></ul></td><td><ul><li>1 cucharadita de semillas de sésamo</li><li>1 huevo</li></ul></td><td><ul><li>¾ cucharadita de semillas de sésamo</li><li>1 huevo</li></ul></td></tr>
<tr><td>Preparación</td><td colspan="3"><ul><li>Precalienta el horno a 180ºC</li><li>Coloca el huevo en un bol y bátelo hasta que esté ligeramente espumoso.</li><li>Añade las almendras, el comino, el cilantro, las semillas de sésamo y la sal y mézclalo bien.</li><li>Extiende la mezcla de almendras en una bandeja de horno forrada con papel de hornear.</li><li>Coloca la bandeja en el horno y hornéalo durante 10 minutos hasta que las almendras se doren ligeramente, tras haberlas untando con el huevo.</li><li>Sácalo del horno y ponlo a enfriar.</li><li>Para servirlo, divide la mezcla en el horno para separar las almendras.</li></ul></td></tr>
<tr><td colspan="4">Valores nutricionales</td></tr>
<tr><td>Calorias</td><td>189</td><td>171</td><td>167</td></tr>
<tr><td>Grasas</td><td>15,7g</td><td>14,2g</td><td>13,5g</td></tr>
<tr><td>Carb</td><td>8,3g</td><td>7,1g</td><td>6,4g</td></tr>
<tr><td>Proteínas</td><td>7,2g</td><td>5,8g</td><td>5,3g</td></tr>
<tr><td colspan="4">Tiempo de preparación: 20 minutos Comensales: 2-4</td></tr>
</table>

Snacks de coliflor

	Tipo proteico	Tipo mixto	Tipo carbohidrato
Ingredientes	• Sal marina y pimienta • Comino molido • Pimentón de tierra		
	• 1 coliflor mediana • 60-75 ml de aceite de oliva virgen extra	• ½ coliflor mediana • 60-75 ml de aceite de oliva virgen extra	• ½ coliflor mediana • 45 ml de aceite de oliva virgen extra
Preparación	• Precalienta el horno a 180ºC • Corta la coliflor en ramitas de diferentes tamaños y colócalas en un bandeja de horno. • Añade el aceite, el comino, el pimentón, la pimienta y una buena pizca de sal. Mézclalo. • Cuécelo en el horno, muévelo cada 5-10 minutos, durante 20-30 minutos o hasta que la coliflor esté cocida y dorada. • Sácalo del horno y sírvelo.		
Valores nutricionales			
Calorias	89,8	88,67	87,3
Grasas	4,5g	4,3g	4,1g
Carb	11,5g	11,2g	10,1g
Proteínas	4,2g	4g	3g
Tiempo de preparación: 30 minutos Comensales: 4-6			

Albóndigas de calabacín

	Tipo proteico	Tipo mixto	Tipo carbohidrato
Ingredientes	• 285g calabacín picado, sin puntas • 15 g de eneldo fresco, muy picado • 1⅓ taza de harina de almendra • Sal marina • Una pizca de pimienta		
	• 285g de ternera picada grasa • 1 cebolla, muy picada • 3 huevos	• 285g de carne picada • 1 cebolla, muy picada • 2 huevos	• 285g de ternera magra picada • 2 cebollas, muy picadas • 1 huevo
Preparación	• Precalienta el horno a 180ºC • Pon en un bol todos los ingredientes hasta que estén bien mezclados • Convierte las mezclas de calabacín en bolas de 4cm y ponlas en una bandeja para horno forrada con papel de hornear. • Hornea en el horno las bolas durante 25-35 minutos o hasta que estén doradas. • Sácalo del horno y sírvelo.		
Valores nutricionales			
Calorias	58	72	69
Grasas	2,7g	6.8g	5,4g
Carb	3,2g	5,2g	4,9g
Proteínas	5,1g	7,36g	5,9g
Tiempo de preparación: 40 minutos Comensales: 6-8			

Bocaditos de pescado

	Tipo proteico	Tipo mixto	Tipo carbohidrato
Ingredientes	• 1 zanahoria mediana, picada • 15 ml de aceite • Sal marina • Una pizca de pimienta		
	• Lata de 425 g de salmón ahumado escurrido • 1 cebolla pequeña, muy picada • 2 huevos • 250 g de batatas cortada en trozos	• Lata de 425 g de salmón / atún ahumado, escurrido • 1 cebolla pequeña, muy picada • 1 huevo • 125 g de batatas cortada en trozos	• Lata de 425 g de atún en salmuera, escurridos • 2 cebollas pequeñas, muy picadas • 1 huevo • 125 g de batata cortada en trozos
Preparación	• Precalienta el horno en 180ºC • Pon a hervir una batata en una olla con agua hasta que se ponga blanda. Quita todo el líquido y haz un puré de batatas con un tenedor. El puré quedará un poco seco. • En un tazón, mezcla bien todos los ingredientes. • Haz con esa mezcla bolas de 4cm y colócalas en una bandeja para hornear forrada con papel de hornear. • Colócalo en una bandeja de horno y hornéalo durante 25 minutos. • Sírvelo caliente o frío, con o sin salsa de chile, al gusto.		
Valores nutricionales			
Calorias	260	269	271
Grasas	8,9g	10,1g	10,1g
Carb	21,5g	28,5g	28,5g
Proteínas	19,2g	25,6g	25,6g
Tiempo de preparación: 30 minutos Comensales: 6-8			

Chips de batatas y espárragos

	Tipo proteico	Tipo mixto	Tipo carbohidrato
Ingredientes	• 1 batata morada pequeña / mediana lavada y cortada en finas rodajas • 1 manojo de espárragos, córtalos en tres pedazos • Sal marina		
	• 15 ml de aceite de coco	• ¼ cucharadas de aceite de coco	• ½ cucharadas de aceite de coco
Preparación	• Precalienta el horno en ventilador a 180ºC • Pon las rodajas de batata y los espárragos en una bandeja de horno forrada con papel de hornear. • Unta el aceite de coco en cucharadas sobre las verduras, seguido de un buen puñado de sal • Ponlo en el horno y hornéalo durante 20-25 minutos. Muévelo de vez en cuando si es necesario hasta que la batata se ponga crujiente y se cuezan los espárragos.		
Valores nutricionales			
Calorias	187	184	180
Grasas	4g	3,8g	3,1g
Carb	41g	41g	40,6g
Proteínas	6g	6g	5,3g
Tiempo de preparación: 30 minutos Comensales: 2-4			

Cajón de verduras

	Tipo proteico	Tipo mixto	Tipo carbohidrato
Ingredientes	• 1 berenjena mediana, cortadas en rodajas muy finas • 2 calabacines medianos, cortados en rodajas diagonales • 2 colinabos medianos, pelados, cortados por la mitad y en rodajas • 1 jícama mediana, pelada y cortada en rodajas • 250 g de judías verdes, partidos por la mitad • 15 ml de aceite de oliva • 30 g de salsa de soja tamari		
Preparación	• Primero corta la berenjena. Algunas berenjenas grandes pueden ser amargas, así sazona las rodajas con 1 cucharadita de sal, y luego deja que se fije la sal mientras se preparan las otras verduras, puesto que así se extrae el líquido amargo. Enjuaga las berenjenas en agua y las verduras. • Coloca las rodajas de tamaño similar y las verduras en un tazón grande. Echa el aceite y el tamari sobre las rodajas de verdura y vuelve a cubrirlo todo de manera uniforme. • Coloca las rodajas en un deshidratador o en el horno y échales un poco de aceite. Deshidrátalas a 500º Durante 4-8 horas o al valor más bajo del horno durante 3-4 horas, hasta que las verduras se sequen y queden crujientes, correosas y masticables. • Las rodajas más gruesas del calabacín puede que tarden entre 7-10 horas en deshidratarse. • Ponlas en un frasco tapado herméticamente. Consérvalas a temperatura ambiente durante 3-4 semanas.		

Valores nutricionales	
Calorias	85
Grasas	2g
Carb	16g
Proteínas	3g
Tiempo de preparación: 20 minutos Comensales: 3	

Frutos secos al jengibre

	Tipo proteico	Tipo mixto	Tipo carbohidrato
Ingredientes	• 60 g de mantequilla • 80 ml de salsa de soja tamari • 30 g de polvo de jengibre molido • ¼ cucharadita de pasta de wasabi japonés caliente, si lo deseas • 500 g de nueces orgánicas • 250 g de nueces de macadamia crudas o nueces de la India • 250 g de almendras o nueces orgánicas		
Preparación	• Precalienta el horno a 300º derrite la mantequilla en una olla pequeña a fuego lento. • Mezcla la salsa de soja, el jengibre y la pasta de wasabi en un tazón pequeño. • Esparce las nueces sobre una bandeja de horno en un molde para hornear. Echa mantequilla y remuévelo hasta que quede todo cubierto. Hornéalo durante unos 15 minutos. • Sácalo del horno. Añade la mezcla de soja de jengibre. Vuelve a meterlo en el horno y ásalo durante unos 10 minutos más. Sácalo del horno. Páralo. Ahora, deja que se enfríen antes de comerlos. • Déjalo reposar a temperatura ambiente para que se enfríe. Guárdalo en un recipiente con tapadera. • Puedes comerlo hasta días después, seguirá estando sabroso.		

Valores nutricionales	
Calorias	59
Grasas	6g
Carb	1g
Proteínas	1g
Tiempo de preparación: 10 minutos Comensales: 2-4	

Hojitas de verdura

	Tipo proteico	Tipo mixto	Tipo carbohidrato
Ingredientes	• 1 L de puré de verduras cocidas al vapor, gazpacho o cualquier otra sopa hecha con productos no lácteos		
Preparación	• Para deshidratar las verduras en el deshidratador de alimentos: vierte aproximadamente 1 litro de puré de verduras frescas en las pantallas de plástico envuelto o en unas bandejas de teflón. • Deshidrátalo a 140ºC durante 5-8 horas hasta que queden algo brillantes pero no pegajosas. Sácalo, enfríalo y divídelo en cuatro partes. Enróllalo y envuélvelo herméticamente. Almacénalo en un lugar seco. • Para deshidratar cueros vegetales en el horno: engrasa ligeramente la bandeja del horno con aceite de coco y extiende sobre ella 1 l de de puré de verduras o de sopa espesa de manera uniforme sobre la superficie, déjalo un poco más grueso por los bordes. • Enciende el horno a la temperatura más baja posible y deshidrata las verduras hasta que estén secas como se describía anteriormente. Cuando se quede duro, sácalo del horno y déjalo enfriar. Corta las piezas del tamaño que quieras. Enróllalo y envuélvelo herméticamente. Almacénalo en un lugar seco.		

Valores nutricionales	
Calorias	25
Grasas	0g
Carb	4,5g
Proteínas	0g
Tiempo de preparación: 20 minutos Comensales: 3	

Crema de cacahuete

	Tipo proteico	Tipo mixto	Tipo carbohidrato
Ingredientes	• 250 g de cacahuetes crudos o de piel de almendras crudas, orgánicas a ser posibles • 125 ml de agua fría • 1 cucharadita de miel o ¼ de un edulcorante alternativo Stevia		
Preparación	• Mezcla los cacahuetes, con el agua fría y los edulcorantes en la licuadora a una velocidad muy rápida hasta que esté suave y cremosa. • Déjalo reposar. Sírvelo con una pequeña porción de 2-3 cucharadas de pudín o 1 cucharada de algún topping como nata para frutas o postres. Almacénalo en un recipiente bien tapado. • Mételo en el frigorífico y consúmelo dos días después.		

Valores nutricionales	
Calorias	82
Grasas	7g
Carb	4g
Proteínas	3g
Tiempo de preparación: 5 minutos Comensales: 4	

Halvah

	Tipo proteico	Tipo mixto	Tipo carbohidrato
Ingredientes	• ¼ primas pecanas, nueces, almendras o nueces de la India • 60 g de arándanos secos o arándanos • 60 g de trozos de coco secos o frescos sin endulzar • 60 g de suero de leche en polvo con sabor vainilla • 60 g de anacardo crudo o mantequilla de sésamo • 2 cucharaditas de leche de coco o crema cruda		
Preparación	• En el tazón de la picadora añade las nueces crudas y los frutos secos, el coco seco, el suero en polvo y la mantequilla de anacardo. Pícalo hasta que los frutos secos se muelan. Con una espátula de goma, mueve la mezcla desde el fondo de recipiente. • Añade la leche de coco y júntalo todo en la batidora. Repártelo y muévelo con un rodillo y córtalo en forma de triángulos o diamantes. • Puedes servirlo tal que así o espolvorear por encima los trozos de coco.		

Valores nutricionales	
Calorias	81
Grasas	4g
Carb	11g
Proteínas	1g
Tiempo de preparación: 5 minutos Comensales: 8	

Lista de la compra: Tipos proteicos

CARNES
☐ Carne de res
☐ Bisonte
☐ Pollo (carne oscura)
☐ Pato
☐ Huevos
☐ Cabra
☐ Cordero
☐ Hígado
☐ Tuétano
☐ Faisán
☐ Chuleta de cordero
☐ Codorniz
☐ Conejo
☐ Costilla
☐ Mollejas
☐ Pavo (carne oscura)
☐ Ternera
☐ Venado
☐ Caza

PESCADO
☐ Abulón
☐ Anchoas
☐ Trucha alpina
☐ Caviar
☐ Almeja
☐ Cangrejo
☐ Langosta
☐ Arenque
☐ Bogavante
☐ Caballa
☐ Mejillón
☐ Pulpo
☐ Ostra
☐ Salmón
☐ Sardinas
☐ Vieira
☐ Gambas
☐ Calamar
☐ Atún, oscuro

LÁCTEOS
☐ Huevos
☐ Queso
☐ Queso fresco
☐ Kefir
☐ Yogurt

VERDURAS
☐ Alcachofa
☐ Espárragos
☐ Zanahoria
☐ Coliflor
☐ Apio
☐ Champiñón/setas
☐ Guisantes
☐ Espinacas
☐ Judías verdes
☐ Calabaza

FRUTAS
☐ Manzana (verde)
☐ Aguacate
☐ Plátano (verde)
☐ Coco
☐ Aceitunas
☐ Pera (sin pelar)

ACEITE/GRASAS
☐ Mantequilla
☐ Crema de coco
☐ Aceite de coco
☐ Aceite de hígado de bacalao
☐ Nata
☐ Aceite de pescado
☐ Aceite de linaza
☐ Suero de mantequilla
☐ Aceite de oliva
☐ Aceite de nuez

FRUTOS SECOS/ SEMILLAS
☐ Almendras
☐ Nueces de Brasil
☐ Aceite de anacardo
☐ Aceite de linaza
☐ Macadamia
☐ Cacahuetes
☐ Pacana
☐ Pistachos
☐ Pipas de calabaza
☐ Semillas sésamo
☐ Pipas girasol
☐ Nuez

Lista de la compra: Tipos carbohidratos

CARNES

Carne roja: prohibida o solo ocasionalmente

- ☐ Remolacha verde
- ☐ Brócoli
- ☐ Pechuga de pollo
- ☐ Gallina
- ☐ Jamón
- ☐ Cerdo, magro
- ☐ Pechuga de pavo

PESCADO

- ☐ Siluro
- ☐ Bacalao
- ☐ Platija
- ☐ Merluza
- ☐ Halibut
- ☐ Perca
- ☐ Bacalao
- ☐ Lenguado
- ☐ Trucha
- ☐ Atún (blanco)
- ☐ Rodaballo

LÁCTEOS

Mejor bajos en grasa

- ☐ Queso
- ☐ Queso fresco
- ☐ Kéfir
- ☐ Leche
- ☐ Yogurt
- ☐ Huevos

VERDURAS

- ☐ Remolacha
- ☐ Calabacín
- ☐ Coles de Bruselas
- ☐ Col/repollo
- ☐ Acelga
- ☐ Berza
- ☐ Pepino
- ☐ Berenjena
- ☐ Ajo
- ☐ Col rizada
- ☐ Col silvestre
- ☐ Angu
- ☐ Cebolla
- ☐ Perejil
- ☐ Chirivía
- ☐ Pimientos
- ☐ Patatas
- ☐ Calabazas
- ☐ Rábano
- ☐ Nabo seco
- ☐ Cebolleta
- ☐ Spaghetti
- ☐ Calabacín
- ☐ Brotes
- ☐ Patata dulce
- ☐ Batata
- ☐ Tomate
- ☐ Nabo
- ☐ Berro
- ☐ Ñame

FRUTAS

- ☐ Manzana
- ☐ Albaricoque
- ☐ Arándanos
- ☐ Cereza
- ☐ Limón
- ☐ Uvas
- ☐ Melón
- ☐ Melocotón
- ☐ Pera
- ☐ Piña
- ☐ Ciruela
- ☐ Tomate
- ☐ Tropical

ACEITES/GRASAS

Con moderación

- ☐ Mantequilla
- ☐ Crema de coco
- ☐ Aceite de coco
- ☐ Aceite linaza
- ☐ Nata
- ☐ Aceite pescado
- ☐ Suero de mantequilla
- ☐ Aceite bacalao
- ☐ Aceite de oliva
- ☐ Aceite de nuez

Reflexiones finales

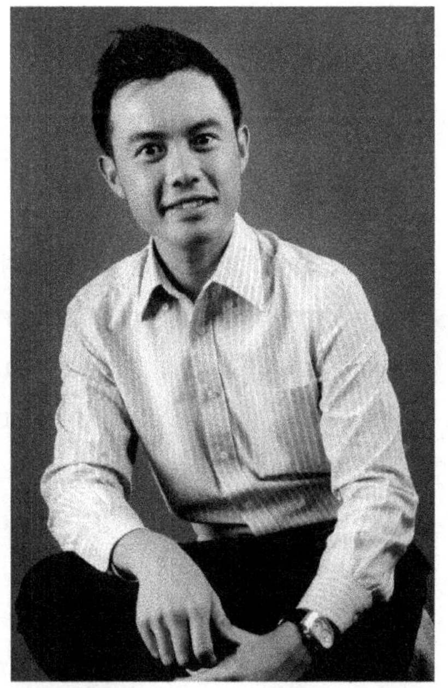

¡Lo que importa no es el problema en sí, sino cómo solucionarlo!

La alimentación es, sin duda, el verdadero elixir de la vida. Tu alimentación definirá el tipo de vida que tendrás. Tu dieta lleva implícita un poder curativo capaz de combatir las grandes desviaciones de la columna como la escoliosis que, en cierto modo, influye negativamente en tu aspecto e incluso en cómo te sientes.

La escoliosis no es más que un desequilibrio, una desviación del diseño original de nuestro cuerpo.

A medida que nuestra columna vertebral comienza a perder su forma original, aparece una curva escoliótica y con ella malestar y dolor. Científicos y autoridades en este campo afirman con vehemencia que existen formas probadas de restaurar el equilibrio natural utilizando métodos holísticos y cuidando la alimentación. ¡Sólo necesitas leer una copia de mi libro "Tratar la escoliosis de forma natural ' para saber cómo obtener herramientas de la naturaleza que puedan ayudarte en tu lucha contra la escoliosis! A fin y al cabo, estos remedios holísticos son la única solución para la escoliosis a largo plazo.

La investigación ha demostrado que las pastillas y la cirugía son sólo medidas temporales, puesto que estas solo resolverán de manera temporal los síntomas de la enfermedad tales como el dolor, la desviación de columna y el malestar. Estas medidas no conseguirán resolver el desequilibrio real que se esconde tras la deformidad.

Confía en el poder curativo de los alimentos. Sigue cuidadosamente cada una de las pautas descritas en este libro para obtener los mejores resultados. Saber que tus genes son diferentes te ayudará a determinar el alcance y la naturaleza de la escoliosis que sufres. Puede que lo que le funciona a otra persona para luchar contra la escoliosis no sea adecuado para ti. Se sincero a la hora de realizar el test para conocer tu tipo metabólico. Piensa bien las respuestas antes de contestar las preguntas. No importa si te tomas un descanso de una hora, o si lo dejas para otro día, siempre y cuando contestes con exactitud y estés seguro de tu respuesta. Analiza y observa tus hábitos alimenticios y cómo te sienta cada grupo de alimentos. Una vez que sepas qué tipo metabólico eres, acéptalo y planifica tu propio menú.

Como ya habrás visto, hay una serie de ingredientes específicos para según qué tipos metabólicos. Sigue las especificaciones para preparar tus platos mejor. Las numerosas recetas que contiene "Libro de recetas para tratar la escoliosis " están ahí para ayudarte a adquirir mejores hábitos alimenticios para tu columna vertebral y tu cuerpo. Puedes buscar otras recetas e incluso experimentar por tu cuenta; la única limitación es tu propia imaginación. Para seguir por el buen camino y conseguir mejorar la salud de tu columna vertebral, también te recomendamos el DVD de ejercicios 'Ejercicios para corregir y prevenir la escoliosis" así como el libro 'Su plan para la prevención y tratamiento natural de la escoliosis". Para más información, visita www.HIYH.info

donde encontrarás consejos, artículos y noticias de forma totalmente gratuita.

Como siempre, si tienes alguna pregunta o alguna duda, has de saber que siempre estoy aquí como amigo, médico y guía. Como alguien que ya ha hecho el mismo camino entiendo tus preocupaciones y estoy aquí para darte todas las respuestas que necesitas.

¡Solo tienes que mandarme un mensaje! Puedes comunicarte conmigo a través de: support@hiyh.info

¡Os deseamos salud, felicidad y una pronta recuperación!

Dr Kevin Lau D.C.

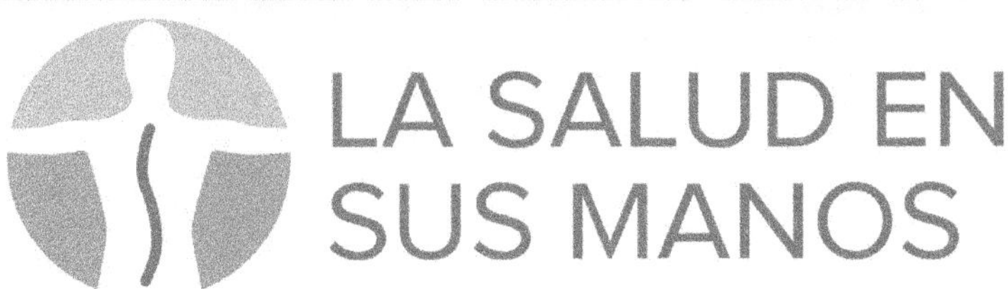

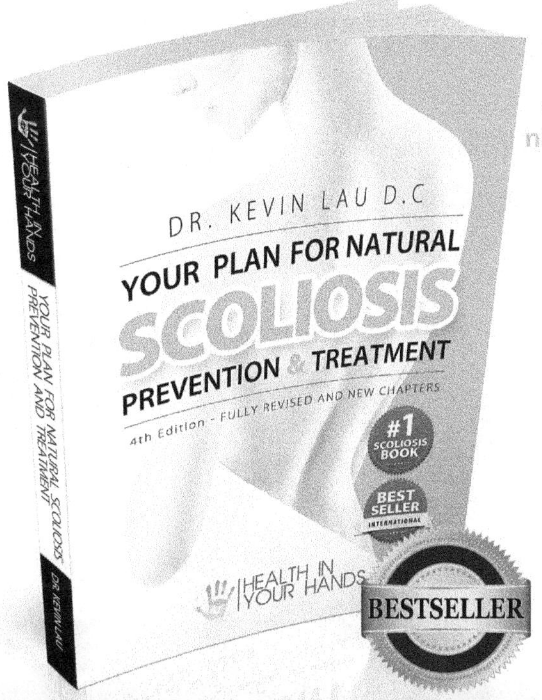

¡Un programa de dieta y ejercicio completamente natural, seguro, de probada calidad para tratar y prevenir la escoliosis!

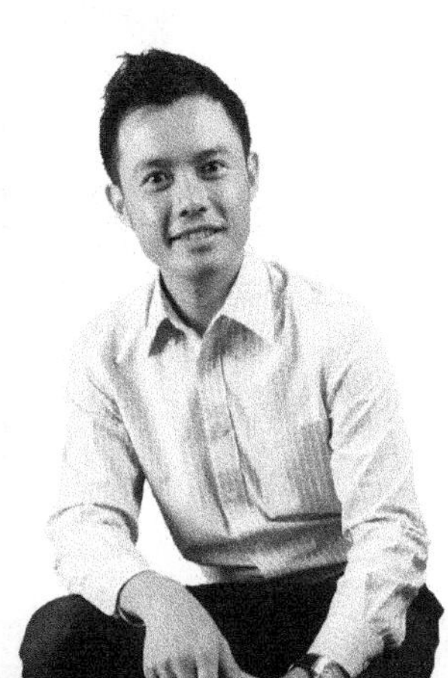

Su plan para la prevención y tratamiento natural de la escoliosis:

- Descubrirá la investigación más reciente sobre las verdaderas causas de la escoliosis
- Descubrirá como los corsés y la cirugía trata meramente los síntomas y no la raíz de la escoliosis
- Sabrá cuáles de los tratamientos funcionan, cuáles no y por qué
- Conocerá cuáles son los síntomas más comunes que sufren los pacientes con escoliosis
- Aprenderá quela evaluación temprana de la escoliosis de un joven puede ayudar en su calidad de vida en los años siguientes
- El único libro en el mundo que trata la escoliosis controlando la manera en que los genes de la escoliosis son expresados
- Un entendimiento profundo de cómo los músculos y ligamentos funcionan en tipos comunes de escoliosis
- Personalice una rutina de ejercicio única para su escoliosis y lo que debe ser evitado a toda costa
- Consejos y trucos para modificar su postura y los mecanismos de su cuerpo para disminuir el dolor de espalda de la escoliosis
- Las mejores posiciones para dormir, estar de pie y sentado con escoliosis
- Aprenderá de otros pacientes con escoliosis a través de historias motivadoras y estudios de caso

Libro de cocina

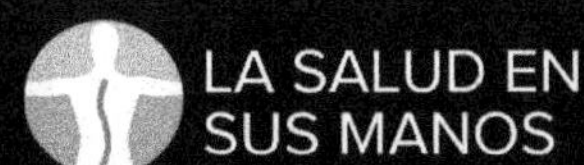

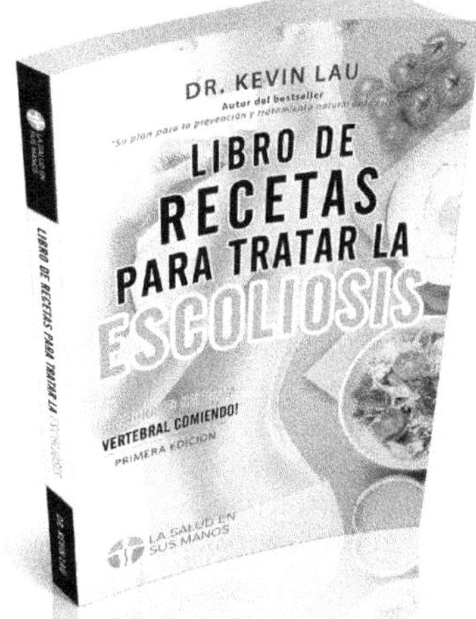

¡Mejora tu columna vertebral comiendo!

La lucha contra la escoliosis requiere un gran esfuerzo, una vez recuperes la alineación básica y natural de tu cuerpo, prevendrás la inevitable degeneración que trae consigo el paso de los años.

El "Libro de recetas para tratar la escoliosis" es lo nunca visto en libros de cocina. ¡Gracias a él cambiarás tu dieta con más de 100 deliciosas recetas que te ayudarán a fortalecer tu columna y a tratar tu escoliosis! En este libro encontrarás los mayores y más antiguos secretos de la mejor alimentación nutricional para la salud de tu columna vertebral en una sencilla guía. Solo tienes que seguir las instrucciones paso a paso para comer de forma adecuada atendiendo a tu metabolismo y a tu genética. Cuando lo hagas, todo lo que necesitarás será preparar las recetas que mejor se adapten a ti y escoger los ingredientes según tu tipología metabólica.

Gracias a las deliciosas recetas de este libro, además de comer bien conseguirás:

- Reducir el dolor provocado por la escoliosis
- Mejorar el desarrollo de tu columna
- Fortalecer tus músculos
- Relajar la musculatura
- Fortalecer tu sistema inmunitario para poder dormir mejor
- Equilibrar las hormonas
- Aumentar tu nivel de energía
- Prevenir la deformación de la columna
- Conseguir tu peso ideal

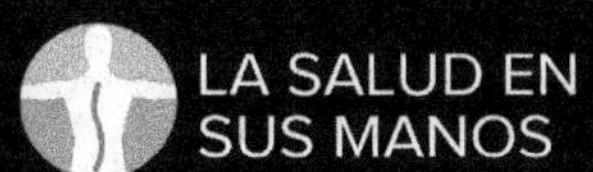

Diario

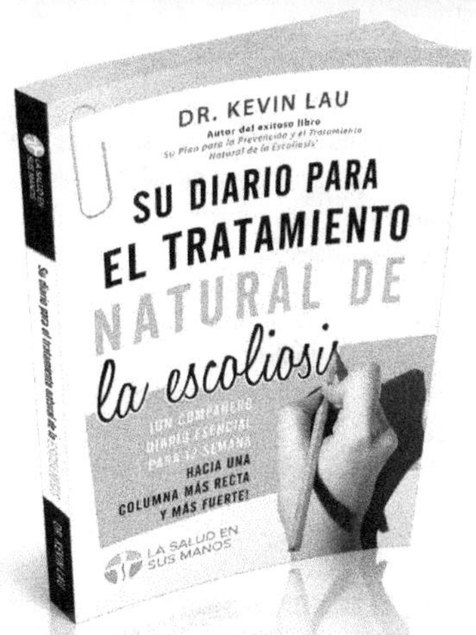

El compañero esencial para sus 12 semanas hacia una columna más recta y más fuerte!

En este recurso de acompañamiento al éxito de ventas de Amazon.com 'Su plan para la prevención y el tratamiento natural de la escoliosis', el Dr. Kevin Lau le ofrece todo los conocimientos que necesita para triunfar en su experiencia de 12 semanas hacia la salud.

Paso Uno : Identifique su propia condición espinal.

Paso Dos : Identifique sus necesidades dietéticas únicas y su tipo metabólico.

Paso Tres : Manténgase motivado con el programa de ejercicios probado del Dr. Lau, que incluye completos ejercicios y recursos de condicionamiento físico.

Paso Cuatro : Siéntase centrado e inspirado a medida que registra sus progresos día a día.

Paso Cinco : Observe y espere a medida que mejora su escoliosis, su dolor disminuye y su espalda se vuelve más fuerte.

Cirugía

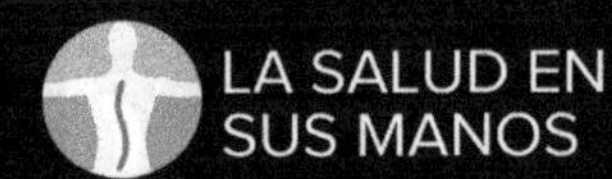

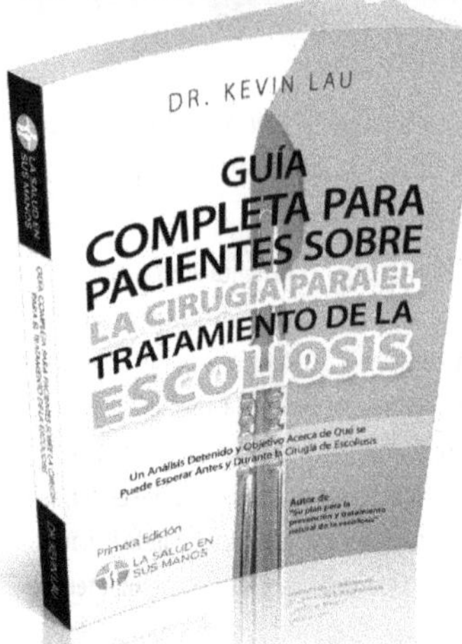

Un análisis detenido y objetivo acerca de qué se puede esperar antes y durante la cirugía de escoliosis

La cirugía para la escoliosis no tiene por qué resultar ser un proceso abrumador, problemático o repleto de ansiedad. De hecho, con la información, consejos y conocimientos adecuados, podrá tomar decisiones confiadas e informadas acerca de las mejores y más apropiadas opciones de tratamiento disponibles.

El último libro del Dr. Kevin Lau le ayudará a descubrir información crucial y actualizada que le guiará a la hora de tomar una decisión informada respecto a la salud de su columna vertebral.

Con Esta Guía:

- **Aprenderá** más acerca de los detalles de la cirugía para la escoliosis – Incluyendo la comprensión de los componentes de la propia cirugía, tales como el por qué deben permanecer en su cuerpo las varillas que se insertan durante la cirugía (fusión).
- **Desenmascarará hechos aleccionadores** – Por ejemplo, aprenderá que tras la cirugía existe la posibilidad de que no retorne completamente a la normalidad, tanto en términos de apariencia como a nivel de actividad.
- **Descubrirá** los factores que determinan su pronóstico a largo plazo, incluyendo estudios detallados de casos.
- **Aprenderá** cómo evaluar adecuadamente los riesgos asociados a los muchos tipos de cirugía de escoliosis.
- **Recibirá** estupendos consejos acerca de cómo permitirse su cirugía y cómo elegir el mejor momento, lugar y cirujano para sus necesidades.

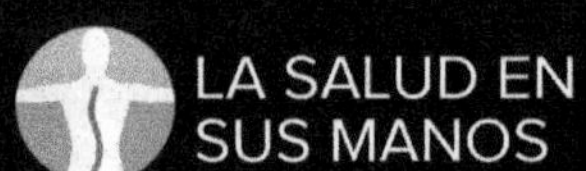

Embarazo

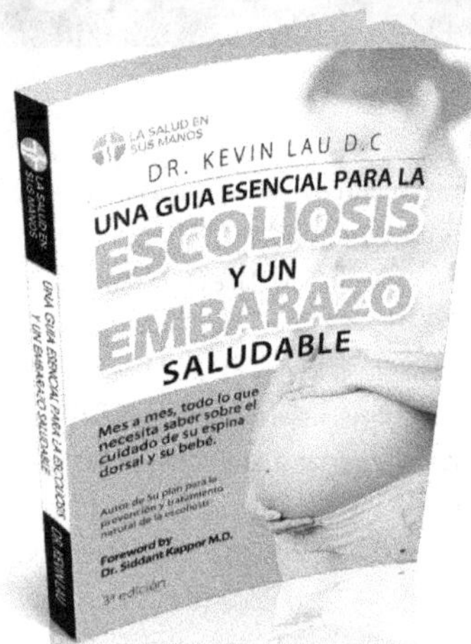

¡Una guía completa, fácil de seguir para el control de su escoliosis durante el embarazo!

"Una Guía Esencial para la Escoliosis y un Embarazo Saludable" es una guía mes a mes que cubre todo lo que necesita saber sobre el cuidado de su espina dorsal y su bebé. El libro apoya sus sentimientos y le acompaña a través del maravilloso viaje de dar a luz un bebé saludable.

Este libro proporciona respuestas y consejo experto para mujeres embarazadas que padecen de escoliosis. Está lleno de información que le permite sobrellevar el estrés emocional y físico del embarazo durante la escoliosis. Desde el momento de la concepción hasta el nacimiento y más allá, está guía le acompañará hasta que se convierta en una madre feliz y orgullosa de un bebé saludable.

Scoliotrack

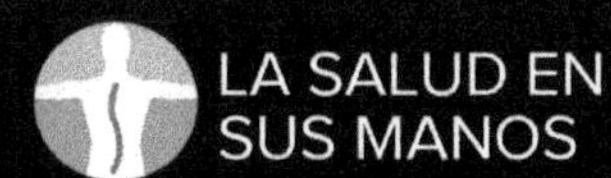

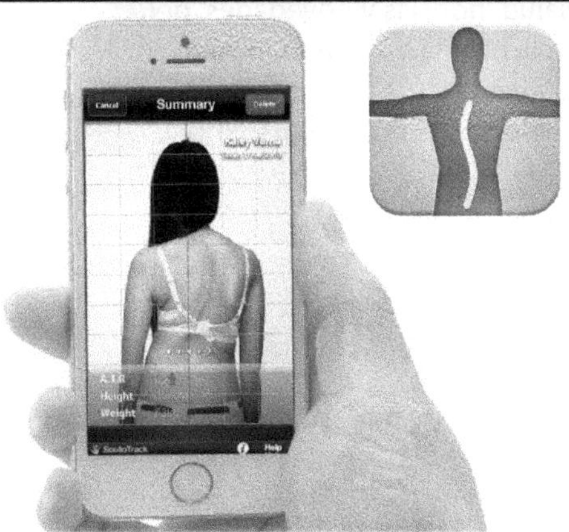

ScolioTrack es una forma segura e innovadora de mantener un control de la escoliosis de una persona mes a mes utilizando el acelerómetro del iPhone y Android tal y como un doctor haría con un escoliómetro. Un escoliómetro es un instrumento que se usa para estimar la curvatura de la columna de una persona. Puede ser empleado como una herramienta durante un cribado o durante el seguimiento de la escoliosis, una deformidad en la que la columna se curva de forma anormal.

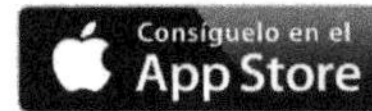

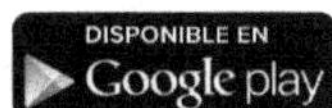

Características del programa:

- Puede ser usado por múltiples usuarios y guarda la información convenientemente en el iPhone, para consultas futuras
- Hace un seguimiento y guarda los datos del Ángulo de Rotación del Tronco (ATR) de una persona, una medida clave en la planificación del tratamiento de la escoliosis
- Hace un seguimiento de la altura y el peso de la persona – ideal para adolescentes con escoliosis o para adultos interesados por su salud.
- La progresión de la escoliosis se traza en curvas sobre un gráfico, haciendo que los cambios de mes a mesmensuales de la escoliosis de una persona sean fáciles de ver.

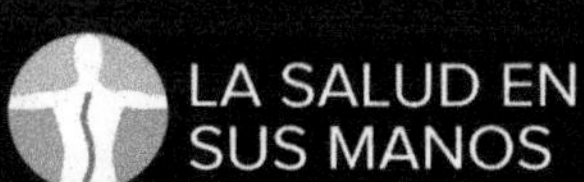

Escoliómetro

Presentamos un eficaz dispositivo de detección de la escoliosis: El Escoliómetro App

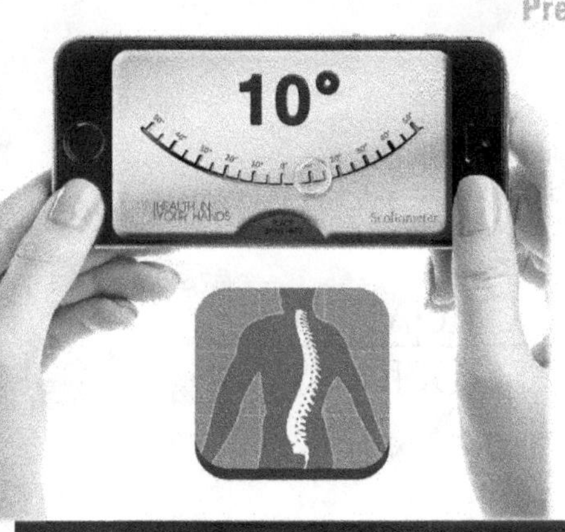

El escoliómetro es un muy efectivo y altamente innovador instrumento para profesionales de la medicina, doctores y aquellos que quieran realizar sus chequeos de escoliosis en casa. Podremos proveerle siempre de disponibles y sumamente precisos recambios por un más que asequible precio. Doctores y otros profesionales de la medicina en búsqueda de un método simple, rápido y elegante de medir la curvatura de la espina dorsal, podrán usar esta precisa aplicación.

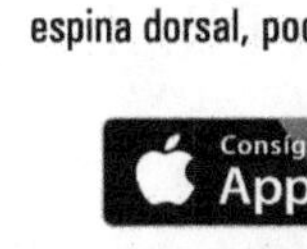

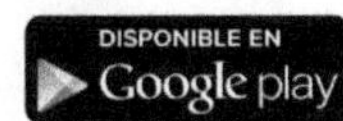

Síguenos

Mantente al día de los últimos consejos de salud, noticias y novedades del Dr. Lau a través de las redes sociales. Únete a la página de Health In Your Hans en Facebook y podrás exponerle al Dr. Kevin Lau tus preguntas sobre el libro o acerca de temas generales sobre la escoliosis, la App para iPhone llamada ScolioTrack, el escoliómetro o el DVD de ejercicios para la escoliosis:

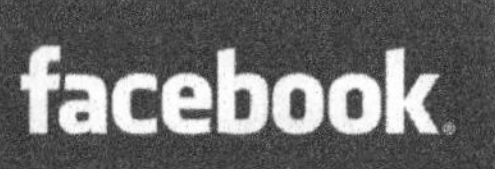

www.facebook.com/escoliosis

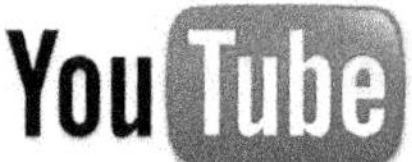

www.youtube.com/DrKevinLau

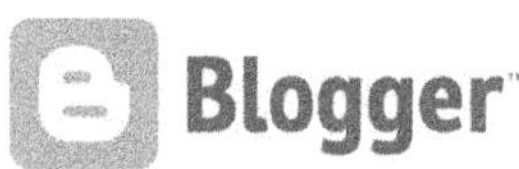

www.DrKevinLau.blogspot.com

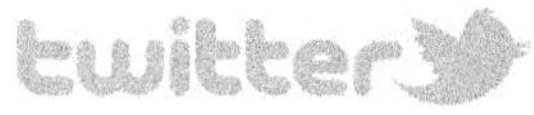

www.twitter.com/DrKevinLau

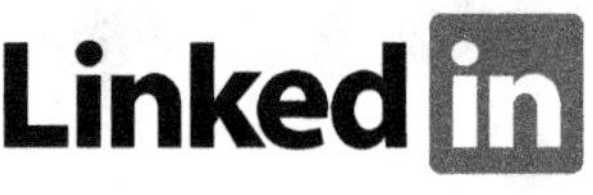

http://sg.linkedin.com/in/DrKevinLau

www.ingramcontent.com/pod-product-compliance
Lightning Source LLC
Chambersburg PA
CBHW071051280326
41928CB00050B/2169